Cordula Schneider

Gewalt in Pflegeeinrichtungen

Cordula Schneider

Gewalt in Pflegeeinrichtungen

Erfahrungen von Pflegenden

schlütersche

Bibliografische Information Der Deutschen Bibliothek

Die Deutsche Bibliothek verzeichnet diese Publikation in der Deutschen Nationalbibliografie; detaillierte bibliografische Daten sind im Internet über http://dnb.ddb.de abrufbar.

ISBN 3-89993-149-1

Autorin:
Cordula Schneider
Auf dem Bräunchesstein 5
65552 Limburg

Die Mainzer Schriften:
Die Mainzer Schriften verbinden eine Reihe von Publikationen aus den Arbeitsschwerpunkten des Fachbereichs Pflege und Gesundheit an der Katholischen Fachhochschule Mainz.

Herausgeberin:
Prof. Dr. Renate Stemmer
Kath. Fachhochschule Mainz
Saarstr. 3
55122 Mainz
www.kfh-mainz.de

Satz: PER Medien+Marketing GmbH, Braunschweig
Druck und Bindung: Druck Thiebes GmbH, Hagen

Inhalt

Danksagung

Diese Arbeit wurde im Wintersemester 2004/2005 vom Fachbereich Gesundheit und Pflege der Katholischen Fachhochschule Mainz als Diplomarbeit angenommen.

An dieser Stelle danke ich meinem Mann und meinen Kindern, die mich während des Studiums stets tatkräftig unterstützt haben.

Im Weiteren danke ich allen, die mich bei der Anfertigung der Arbeit begleitet und damit wesentlich zur Umsetzung beigetragen haben, vor allem den Pflegepersonen, die bereit waren, an den Interviews teilzunehmen, um mich so an ihren zahlreichen Erfahrungen teilhaben zu lassen.

Ein besonderer Dank gilt meiner Kommilitonin Sonja Hopperdietzel. Unsere Zusammenarbeit im Forschungsprozess war gekennzeichnet durch kritische Auseinandersetzungen und Rückmeldungen, stetige Motivation, einfühlsame Unterstützung und gegenseitige Überprüfung der erhobenen Daten, insgesamt ganz wesentliche Aspekte, die die Fertigstellung dieser Arbeit erst ermöglichten.

Auch meiner Freundin Regina ein Dank für die zahlreichen Stunden des Zuhörens und Mutmachens.

Ein »Danke« geht schließlich an Frau Prof. Dr. Renate Stemmer. Sie hat für mich während des gesamten Studiums eine Vorbildfunktion eingenommen und mich immer wieder motivierend bei der Erstellung der vorliegenden Arbeit begleitet.

Des Weiteren ermutigte sie mich zur Veröffentlichung der Forschungsergebnisse und unterstützte mich bei der Umsetzung des Vorhabens.

Limburg, im September 2005   Cordula Schneider

Um ehrlich zu sein

Eine
jammert leise vor sich hin.
»Mama«, sagt sie.

Eine
betet ununterbrochen.
»Heilige Maria«, wiederholt sie.

Eine
schaut mich mit großen Augen an,
packt mich am Arm, zerrt an mir.
»Kommst Du mit mir?« fragt sie.

Einer
sucht verzweifelt seine Frau.
Er wird aggressiv,
hebt drohend seine Fäuste.
»Sieh' zu, dass Du Dich rechtzeitig duckst«, sage ich mir.

Ich sehe Menschen,
die von einem leeren Teller essen mit unsichtbaren Gabeln,
denen ihre Ausscheidungen aus den Hosen laufen,
die vor Einsamkeit laut schluchzen, die in einer anderen Zeit,
an einem anderen Ort leben, die auf meine Fragen
mit Gedanken aus ihrer Welt antworten.

Um ehrlich zu sein:
Von Zeit zu Zeit
haben sie gewankt,
meine Ideale.[1]

---

[1] *Schneider* 1997, 48

Vorwort der Herausgeberin

Gewalt in Einrichtungen der Altenpflege ist keine einmalige Entgleisung, sondern vielen Pflegesituationen inhärent. Das ist vielleicht die wichtigste Botschaft dieser Publikation.

Die Autorin interessiert sich besonders für Wahrnehmungen und Einschätzungen des Phänomens aus der Sicht von Pflegepersonen. Auf der Grundlage einer qualitativen Untersuchung wird deutlich, dass Pflegende sowohl Täter als auch Opfer von Gewalt in Pflegeheimen sind. Mit erstaunlicher Offenheit berichten die Probanden von ihren Beobachtungen und Erfahrungen. »Gewalt« stellt sich dar als ein vielschichtiges Phänomen, dem die Pflegenden nicht zu entrinnen vermögen. Zugleich fühlen sie sich auf den Umgang mit dieser Thematik nicht ausreichend vorbereitet. Auch scheinen Unterstützungsmöglichkeiten zu fehlen.

Der Autorin, die ihr persönliches Interesse an der Thematik nicht verbirgt, gelingt es, mit gebotener Sachlichkeit den Facettenreichtum dieses Phänomens darzustellen und so den schmalen Grat, auf dem Pflegende sich tagtäglich bewegen, sichtbar zu machen. Durch die umfangreichen Zitate nimmt die Autorin den Leser und die Leserin mit auf eine Reise in den Alltag von Pflegeheimen, in denen Pflegende um die Umsetzung ihrer Ideale kämpfen und gleichwohl persönlichen Grenzen und strukturellen Mängeln ausgesetzt sind.

Abschließend werden erste Ansätze zum Umgang mit der Thematik skizziert.

Mit dieser Themenstellung ist die Arbeit besonders für Pflegepersonen im Bereich der stationären Altenpflege wichtig. Sie sollte Mut machen, über eigene Erfahrungen nachzudenken und es zu wagen, gewaltförmige Geschehnisse zu kommunizieren. Dies kann ein erster Schritt sein in Richtung auf ihre konstruktive Bearbeitung. Auch Lehrenden an Pflegeschulen und leitenden Personen im Bereich der Altenpflege kann diese Publikation wärmstens empfohlen werden, gehört doch zu ihren Aufgaben die Vorbereitung auf oder die Unterstützung im Umgang mit diesem Phänomen. Studierenden in pflegebezogenen Studiengängen bietet diese Arbeit reichhaltiges Material für die Auseinandersetzung mit Aspekten von Gewalt in der Pflege.

Dieser Band eröffnet die Reihe der Mainzer Schriften, die Projekt- und Diplomarbeiten aus dem Fachbereich Pflege und Gesundheit der Katholischen Fachhochschule Mainz dem interessierten Publikum zugänglich macht. Ein besonderer Dank gilt der Lektorin des Schlütersche Verlages, Claudia Flöer, die dieses Vorhaben engagiert unterstützt.

Mainz, im Juli 2005   Renate Stemmer

Einleitung

Alltags- oder Ausnahmesituationen?
Auf einem Wohnbereich der stationären Altenhilfe mit insgesamt 36 pflegebedürftigen Menschen unterschiedlicher Pflegestufen[2] sind zwei Altenpflegerinnen, eine Auszubildende zur Altenpflegerin und eine Pflegeassistentin im Frühdienst tätig. Gegen 10.00 Uhr klingelt eine Bewohnerin und äußert den Wunsch, auf die Toilette geführt zu werden. Die herbeigerufene Altenpflegerin antwortet, erstens habe sie jetzt Pause, die Störung sei unangemessen. Zweitens sei doch erst vor einer halben Stunde ein Toilettengang durchgeführt worden, drittens könne ja auch noch die Windel benutzt werden, die habe ausreichend Aufsaugvermögen. Die Bewohnerin wird von der betroffenen Pflegeperson nicht zur Toilette geführt.

Bei einer anderen Bewohnerin wird im Anschluss an die Ganzkörperpflege im Bett eine Wundversorgung des Ulcus cruris[3] durchgeführt. Beim anschließenden Anlegen des Kompressionsverbands schlägt die Bewohnerin unerwartet auf die Pflegeperson ein. Die Pflegeperson versucht, sich vor den Schlägen zu schützen, wobei ihr von der Bewohnerin eine lange, blutende Kratzwunde am Unterarm zugefügt wird, die sich nach einem Tag stark entzündet.

Diese Erlebnisse und die damit verbundenen Gefühle der Fassungslosigkeit und der tiefen Betroffenheit sowie weitere ähnlich gelagerte Beobachtungen, aber auch die eigene Ohnmacht im Umgang mit diesen Pflegesituationen waren persönliche Motive, sich intensiver damit auseinander zu setzen. Die oben geschilderten Erlebnisse waren so prägend, dass ich vor der Thematik die Augen nicht mehr verschließen konnte.

Seit 1987 durchlief ich verschiedene Bereiche innerhalb der Altenhilfe. Nach einer Tätigkeit als Pflegeassistentin in einem Altenheim schloss sich die Umschulung zur Altenpflegerin an, dann die Tätigkeit als Pflegefachperson im Nachtdienst. Weiteren sieben Jahren als Dozentin für Pflege in einer Altenpflegeschule folgte das Studium der Pflegepädagogik an der Katholischen Fachhochschule Mainz. Im Rahmen des Hauptstudiums übernahm ich die Aufgaben einer verantwortlichen Pflegefachkraft einer großen Einrichtung der stationären Altenhilfe.

---

[2] Es werden drei Stufen der Pflegebedürftigkeit nach § 15 Pflegeversicherungsgesetz unterschieden: Pflegestufe I: mindestens 90 Minuten Zeitaufwand/24 Stunden, Pflegestufe II: mindestens 180 Min./Tag und Pflegestufe III: mindestens 300 Min./Tag (vgl. *König* 2001, 20)

[3] Unterschenkelgeschwür mit Substanzdefekt der Haut meist in Folge von chronisch-venöser Insuffizienz (vgl. Pschyrembel 2004, 1871)

Immer wieder wurde in den verschiedenen Einsatzgebieten deutlich, in welche Verantwortung Pflegende[4] genommen werden und unter welchen Rahmenbedingungen Pflege geleistet werden muss: die Anforderungen des Medizinischen Dienstes der Krankenversicherung (MDK), die Vorgaben der Heimaufsichtsbehörde, die leisen Wünsche und lauten Forderungen der Bewohnerinnen und Bewohner[5] und ihrer Angehörigen, das Streben der Pflegenden selbst, eine umfassende Pflege zu leisten. Die Summe dieser Faktoren, so meine Beobachtungen, üben auf die Pflegepersonen einen immensen Druck aus.

In den Medien lassen sich zunehmend Berichte finden, die über Missstände, die als Gewalt und Aggression bezeichnet werden, informieren. »*Dennoch scheint die Gesellschaft nur das Skandalöse daran zu interessieren und weniger die Notwendigkeit, Mißstände zu verringern*«[6]. Neben diesem Aspekt einer sensationsorientierten Beschäftigung scheint sich jedoch auch das Gegenteil in Gestalt einer Bagatellisierung ausmachen zu lassen.

Wissenschaftliches Arbeiten trägt der Thematik Rechnung, indem differenzierte Erkenntnisse zum Thema angestrebt werden[7].

Vor diesem Hintergrund tauchen vielfältige Fragen auf:

- Sind die geschilderten, persönlichen Erlebnisse als Gewalt zu definieren?
- Sind es die hohen Anforderungen an Pflegende, die zu Gewalt in Pflegebeziehungen führen?
- Greifen die Medien nur einzelne Szenen auf oder ist Gewalt an der Tagesordnung?
- Inwiefern nehmen Pflegende überhaupt solche Sachverhalte wahr?
- Wie empfinden Pflegepersonen selbst ihre Rolle im Alltagsgeschehen? Erleben Pflegende sich selbst als Opfer oder als Täter?
- Existiert eine Tabuisierung des Themas?

Es ist mein Wunsch, diesen Fragen nachzugehen. Bei der Beschäftigung mit der Thematik wählte ich ein qualitatives Forschungsdesign aus. Die Arbeit und die durch die Studie erlangten Untersuchungsergebnisse verfolgen die Absicht, den subjektiven Erfahrungen von Pflegepersonen Gehör zu verschaffen, um herauszufinden, inwieweit Gewalt in der Pflege ein vorhandenes und zugleich reflektiertes Thema darstellt.

Es wird ausschließlich die Perspektive der Pflegenden untersucht. Die Erfahrungen der pflegebedürftigen Menschen in Bezug auf Gewalt werden nicht zum Forschungsgegenstand gemacht, da dies den Rahmen der Arbeit überschreiten würde.

---

[4] Der Begriff ›Pflegende‹, im Weiteren auch teilweise als Pflegeperson, Pflegekraft, Pflegefachkraft oder Pflegepersonal bezeichnet, umfasst Personen wie Altenpflegerinnen und Altenpfleger, Krankenschwestern und Krankenpfleger und Pflegeassistentinnen und Pflegeassistenten, die beruflich für die Betreuung und Pflege von pflegebedürftigen Menschen zuständig sind. Betreffen die Aufführungen nur examinierte Fachkräfte, wird dies explizit aufgeführt.

[5] Der Term umschreibt Personen, die aufgrund ihrer Pflegebedürftigkeit auf professionelle Unterstützung angewiesen sind. Die Begriffe Bewohnerin, Bewohner, Pflegebedürftige, Betreuungsbedürftige, Gepflegte und zu Pflegende werden synonym eingesetzt.

[6] *Hirsch* 2000, 16

[7] Vgl. *Kranich* 2000, 45

Die Studie konzentriert sich auf die Situation in den stationären Einrichtungen der Altenhilfe. Aus Gründen der Übersichtlichkeit bleiben die Bereiche der ambulanten Pflege[8] und der Pflege in Krankenhäusern und Kliniken[9] unberücksichtigt, obwohl auch hier Gewaltakte, die sich vornehmlich gegen alte Menschen richten, dokumentiert werden.

Im ersten Teil der Arbeit erfolgt die Darstellung des Forschungsstands einschließlich wichtiger Termini.
Es bestehen unterschiedliche Auffassungen bzgl. der Exploration der Literatur im Kontext qualitativer Forschung. *Morse/Field* empfehlen, »*die vorhandene Literatur kritisch zu analysieren und sie selektiv zu verwenden*«[10]. Es erscheint mir unumgänglich, zunächst einen Überblick über die komplexe Thematik zu gewinnen, um zur Forschungsfrage zu gelangen. Zudem können Vorinformationen das Verständnis für die Interviewinhalte erweitern.
Der Literaturrecherche schließen sich die Entwicklung und die Definition der Forschungsfrage an.

Der zweite Teil widmet sich den Methoden der Datenerhebung und der Auswertung der erhobenen Inhalte. Das methodische Vorgehen orientiert sich an der oben beschriebenen Zielsetzung. Die Entscheidung fällt somit zugunsten einer qualitativen Forschungsmethode.
Dieses Kapitel beinhaltet sowohl die Explikation der Herangehensweise, die Veranschaulichung der konkreten Situationen der Studie als auch die Darstellung der Gütekriterien der qualitativen Forschung.

Im Anschluss an die Diskussion der Methoden folgt der Hauptteil der Arbeit. In diesem dritten Teil kommen ausschließlich die Pflegenden mit ihren Ausführungen und subjektiven Erfahrungen zu Wort. Die dargestellten Daten werden ausführlich mit Originalzitaten der Probanden belegt.

Nachfolgend werden im vierten Teil die Untersuchungsergebnisse unter Bezug zur Forschungsfrage und zur Literatur interpretiert. Dem schließt sich ein Ausblick an, der die Bedeutung der Erkenntnisse für die stationäre Altenhilfe skizziert und Empfehlungen für potenzielle Vorgehensweisen formuliert.

---

[8] *Schneider* berichtet von einer Untersuchung von *Steinmetz*, in der 77 pflegende Angehörige befragt wurden. Zehn Prozent gaben Gewalt gegen die Eltern an, 18 Prozent wiesen auf Gewalt durch die Eltern hin (vgl. *Schneider* 1998, 55).

[9] *Richter* und *Sauter* beschreiben in ihren Ausführungen, dass die Gewaltausübung, bis hin zur Tötung, überwiegend gegenüber wehrlosen Menschen stattfindet. Die Autoren beziehen sich auf die Ergebnisse einer forensischen Untersuchung von *Maisch* (1996): Die Opfer waren überwiegend hochbetagt (über 70 Jahre), litten unter Multimorbidität und befanden sich teilweise im präfinalen oder finalen Stadium des Sterbeprozesses (vgl. *Richter/Sauter* 1997, 20 f.).

[10] *Morse/Field* 1998, 44

Teil I
Forschungsstand zum Thema
Gewalt in pflegerischen Beziehungen
der stationären Altenhilfe

1 Definition der Begriffe »Gewalt« und »Aggression«

Bei der Durchsicht verschiedener Definitionen wird deutlich, dass es bezüglich des Gewaltbegriffs an Präzision mangelt[11]. *Kreuzer* nimmt die Problematik der Begriffsbestimmung auf und konstatiert, dass es keinen Begriff der Gewalt und der spezifischen Gewalt gegen ältere Menschen gibt, der als allgemein akzeptiert gilt. Aus diesem Grund fordert er die Explikation des Begriffs in seinem jeweiligen wissenschaftstheoretischen Bezugssystem und seine klare Konturierung[12].
Roth kritisiert, dass der Begriff gleichermaßen benutzt wird als Etikett für beobachtbare Phänomene und als Etikett für Ursachen der Phänomene[13].

Auch die vielgestaltige Existenz von Gewalt erschwert die Formulierung einer eindeutigen Definition. *Hirsch* konstatiert, dass Gewalt heutzutage ein Teil des Alltags zu sein scheint, ein Phänomen, dem sich niemand entziehen kann. Sie ist nicht auf das Verhalten einzelner Personen oder Gruppen zu reduzieren. Jeder Mensch ist nicht nur Beobachter, sondern auch Beteiligter.
Hirsch stellt die berechtigten Fragen: »*Wie alltäglich ist Gewalt und wie gewalttätig ist unser Alltag? Beginnt Gewalt beim bösen Wort und endet beim Mord? Sind Gewalttäter ›Bestien‹ oder ›normale‹ Mitbürger? Was sind die bekannten ›schweigenden‹, ›unsichtbaren‹ sowie zu-/weg-sehenden Dritten*«[14]?

Wird in der für das Thema Pflegegewalt verwendeten Literatur primär der Gewaltbegriff benutzt, so hat der Aggressionsbegriff eine Tradition innerhalb psychologischer Theoriegebäude. Er steht insofern mit der jeweiligen Schule in engem Zusammenhang. Diesbezüglich fallen keine definitorischen Unschärfen auf, jedoch erleichtert die Vielzahl der Erklärungen zur Aggression nicht die Suche nach begrifflicher Klarheit.
Kranich bringt die definitorischen Schwierigkeiten für beide Begriffe auf den Punkt. Besonders in Veröffentlichungen zur Thematik »*lassen sich Abhandlungen über Gewalt finden, die sich vorwiegend mit der Aggression beschäftigen, und Werke über Aggression, in denen es um Gewalt geht*«[15].

Daraus ergibt sich die Notwendigkeit, die Komplexität der Thematik zu durchdringen, um zu einem Verständnis der Begrifflichkeiten »Gewalt« und »Aggression« zu gelangen. Es wird vermutet, dass die verschiedenen Begrifflichkeiten auch im Laufe der Interviews von den Probanden verwendet werden.

---

[11] Vgl. *Kranich* 1998, 3
[12] Vgl. *Kreuzer* 1998, 145
[13] Vgl. *Roth* (1988) zit. in: *Kranich* 1998, 44
[14] *Hirsch* 2000, 25 f.
[15] *Kranich* 2000, 46

1.1 Der Begriff der Gewalt

Der Begriff der Gewalt wird von dem lateinischen Wort »*valere*« und der indogermanischen Wurzel »*val*« abgeleitet mit der Bedeutung »*Verfügungsfähigkeit haben*«[16]. *Hirsch* weist darauf hin, dass das Wort der Gewalt heutzutage häufig zur »*Skandalisierung von Zuständen benutzt*« wird, »*mit denen einer oder mehrere nicht zufrieden sind*«[17].

In den weiteren Ausführungen geht *Hirsch* auf zwei Bedeutungsstränge des Begriffes Gewalt ein, wobei einerseits im weitesten Sinne Begriffe wie Herrschaft, Besitz und Macht mit »Gewalt« verbunden sind und andererseits Begriffe wie Unrecht tun, Anwendung von körperlicher Kraft gegen andere Menschen und Zwang eher im engeren Sinne mit »Gewalt« in Verbindung stehen. Beim ersten Fall liegt der Schwerpunkt auf der Wirkung und dem Erfolg bei der Gewaltausübung, beim zweiten Bedeutungsstrang wird die Gewaltausübung »*an einem rechtlichen Maßstab (im Sinne von Gesetz) bzw. an Gerechtigkeitsgefühl und Moral gemessen*«[18].

Zusammenfassend interpretiert *Hirsch* Gewalt als eine Handlung bzw. ein Verhalten, in dem ausgewählte Zwangsmittel bewusst eingesetzt werden.

Dieser Sichtweise schließt sich *Kranich* an. Sie führt aus, dass die objektive Komponente der juristischen Auffassung des Gewaltbegriffs sich auf eine körperliche Zwangseinwirkung auf das Opfer bezieht. Als subjektive Komponente des Gewaltbegriffs wird der Zwang verstanden, der dazu eingesetzt wird, einen wirklich geleisteten oder zu erwartenden Widerstand des Opfers zu überwinden[19].

In einer Beziehung liegt dann Gewalt vor, wenn eine Person zu etwas gezwungen wird. Hinzuweisen ist auf den instrumentellen bzw. intendierten Charakter der Handlungen. Es wird deutlich, dass Gewalt nur dann ausgeübt werden kann, wenn eine asymmetrische Beziehung zwischen den beteiligten Personen, Gewaltanwender und Gewaltadressat, besteht[20].

Bezug nehmend auf die Debatten aus der Friedensforschung, bedient sich *Kranich* der Redefinition des Gewaltbegriffs von *Galtung*: »*Gewalt liegt dann vor, wenn Menschen so beeinflußt werden, daß ihre aktuelle, somatische und geistige Verwirklichung geringer ist als ihre potentielle Verwirklichung*«[21]. In diesem Kontext wird Gewalt begriffen als »*vermeidbare Beeinträchtigung grundlegender menschlicher Bedürfnisse oder, allgemeiner ausgedrückt, des Lebens, die den realen Grad der Bedürfnisbefriedigung unter das herabsetzt, was potentiell möglich ist. Die Androhung von Gewalt ist ebenfalls Gewalt*«[22].

---

[16] *Hirsch* 2000, 26; *Hirsch* bezieht sich bei der Klärung des Wortverständnisses auf die Definitionen von *Ritter* aus dem historischen Wörterbuch der Philosophie. Darmstadt: Wissenschaftliche Buchgesellschaft 1974

[17] *Hirsch* 2000, 26

[18] *Hirsch* 2000, 28

[19] Vgl. *Kranich* 1998, 49

[20] Vgl. *Wienberg* (1993) zit. in: *Kranich* 1998, 50

[21] *Galtung* (1993) zit. in: *Kranich* 1998, 43

[22] *Galtung* (1993) zit. in: *Kranich* 1998, 44

Galtung unterscheidet vier essenzielle Bedürfnisgruppen des Menschen:
1. das Bedürfnis nach Überleben,
2. Wohlbefinden,
3. Identität/Sinn und letztendlich
4. das Bedürfnis nach Freiheit.

Einschränkungen dieser elementaren Bedürfnisse in Richtung Tod, Not und Elend/Krankheit, Entfremdung und Unterdrückung und deren Androhung sind Gewalt[23].

Dieck erarbeitet eine Definition, wobei Gewalt die *»Normüberschreitung bei gleichzeitiger massiver Beeinträchtigung der Rechte und/oder des Wohlbefindens desjenigen, der Adressat des Gewaltaktes wird«*[24], ist. Die Autorin bezeichnet in diesem Zusammenhang sowohl Misshandlungen als auch Vernachlässigung als Gewalt.
Sie hebt ausdrücklich die Wirkung der Misshandlungen auf den Gewaltempfänger hervor und kommt zur Unterscheidung von systematischen und einmaligen Handlungen, um dann einzuräumen, dass bei einmaligem Fehlverhalten wegen des Ausnahmecharakters nur dann von Gewalt gesprochen werden kann, wenn die Handlung mit schwer wiegenden Konsequenzen beim Empfänger einhergeht[25], was kritisch zu betrachten ist.

Ruthemann vertritt die Ansicht, dass Gewalt immer von der Wirkung her definiert wird und nicht von der Absicht, die hinter der Aktion steht, und ergänzt dies auch mit dem Blick auf das individuelle Bedürfnis: *»Es wird immer dann von Gewalt gesprochen, wenn eine Person zum ›Opfer‹ wird, d. h. vorübergehend oder dauernd daran gehindert wird, ihrem Wunsch oder ihren Bedürfnissen entsprechend zu leben«*[26].
Gewalt liegt demzufolge dann vor, wenn ein Bedürfnis missachtet wird.

Diese dargestellte Definition des Gewaltbegriffs in Richtung Bedürfnisorientierung und -verletzung impliziert aber auch die desillusionierende These, dass Pflege ohne Gewalt nicht möglich ist.
Die richterlich angeordnete freiheitsentziehende Maßnahme wie das Schließen der Seitenteile ist eine Bedürfniseinschränkung und erfüllt den Tatbestand der Fixierung und somit der Gewalt, obwohl eine helfende Absicht zugrunde liegt[27].
Dieser These schließen sich auch *Richter* und *Sauter* an und erklären, dass Gewalt immer perspektivisch zu sehen ist, wobei die Perspektive des Opfers nicht zwangsläufig mit der der Pflegenden oder der dahinter stehenden Organisation übereinstimmen muss. Es gibt Formen von legalisierten Gewaltanwendungen, die Schadensabwendung zum Ziel haben[28].

---

[23] Vgl. *Galtung* (1992) zit. in: *Kranich* 1998, 44
[24] *Dieck* 1998, 34
[25] Vgl. *Dieck* zit. in: *Kranich* 1998, 47
[26] *Ruthemann* 1993, 14
[27] Vgl. *Schützendorf* 1997, 27
[28] Vgl. *Richter/Sauter* 1997, 23

1.2 Der Begriff der Aggression

Das lateinische Wort »aggredi« oder »aggredior« weist auf unterschiedliche Bedeutungen des Wortes hin und kann wie folgt übersetzt werden: heranschreiten/sich nähern, angehen/sich wenden an, angreifen/überfallen oder sich anschicken/beginnen/versuchen. Das Wort »Aggression« scheint zunächst einmal ein Etikett zu sein für die Sachverhalte, die negativ besetzt sind – in Form von Unerwünschtheit oder Unanständigkeit[29].

In ähnlicher Weise definiert *Fröhlich*, der Aggressivität bezeichnet als »*allgemeine und umfassende Bezeichnung für gehäuft auftretendes feinseliges, sich in verbalen oder tätlichen Angriffen äußerndes Verhalten bzw. das Überwiegen feindselig-ablehnender und oppositioneller Einstellungen beim Menschen*«[30].

Aggressivität ist nach *Schmidt-Denter* sowohl ein beobachtbares Verhalten einer Person als auch ein psychischer Zustand zur Ausführung dieses Verhaltens[31].

Bezug nehmend auf die kognitiv-motivationale Aggressionsforschung von *Werbik* wird in dem Moment von Aggression gesprochen, in dem das Ergebnis oder die Wirkung der Aggression dem tatsächlichen Willen des Opfers widerspricht[32].

Bandura ist der führende Vertreter der Theorie von der sozial erlernten Grundlage menschlicher Aggression[33]. Er geht davon aus, dass es sich um ein, durch verschiedene Faktoren hervorgerufenes, schädigendes und zerstörerisches Verhalten im sozialen Bereich handelt[34]. Untersuchungen, die eine Aggressionszunahme nach der Beobachtung aggressiver Modelle aufzeigen, bestätigen die soziale Lerntheorie.

Die Definition des Ethnologen *Lorenz* aus der vergleichenden Verhaltensforschung bezieht einen anderen Standpunkt. Der Autor geht davon aus, dass Aggression angeboren ist. Für *Lorenz* ist »*der Aggressionstrieb ein echter, primär arterhaltender Instinkt*«[35], der dazu führt, dass sich Angriffs- und Kampfverhalten entwickeln, eine Art Kampftrieb gegenüber der eigenen Gattung[36]. Bei den meisten Arten haben aggressive Auseinandersetzungen selten Folgen in Form von Tötung oder Verletzung, meist signalisiert ein Tier Unterwerfung oder Beschwichtigung. Laut *Lorenz* ist diese aggressionshemmende Befriedigungsstrategie beim Menschen verloren gegangen, während der Aggressionstrieb erhalten ist, sodass der menschliche Organismus spontan aggressive Energien erzeugen kann, die sich aufstauen, bis ein Reiz zur Entladung dieser Energien gesetzt wird. Der Mensch hat sich im Gegensatz zum Tier zu einem Wesen entwickelt, das so weit geht, Angehörige der eigenen Gattung zu töten[37].

---

[29] Vgl. *Hirsch* 2000, 19
[30] *Fröhlich* 1994, 44
[31] Vgl. *Schmidt-Denter* 1994, 214
[32] Vgl. *Werbik* (1982) zit. in: *Hirsch* 2000, 19 f.
[33] Vgl. *Zimbardo* 1995, 430 f.
[34] Vgl. *Bandura* (1979) zit. in: *Hirsch* 2000, 20
[35] *Lorenz* 1998, 55
[36] Vgl. *Lorenz* 1998, 7
[37] Vgl. *Lorenz* 1985, 55 f.

Ein weiterer Ansatz zur Definition des Aggressionsbegriffs ist der Psychoanalyse zu entnehmen. *Freud* legt in seinen frühen Werken dar, dass Aggression ein Teil des menschlichen Ich- oder Selbsterhaltungstriebes ist[38]. In späteren Arbeiten revidiert er seine eigenen Erkenntnisse und spricht von einem eigenständig wirksamen Aggressions- oder Zerstörungstrieb: »*Nach langem Zögern und Schwanken haben wir uns entschlossen, nur zwei Grundtriebe anzunehmen, den Eros und den Destruktionstrieb*«[39], wobei der zweite Trieb darauf ausgerichtet ist, »*Zusammenhänge aufzulösen und so die Dinge zu zerstören. Wir heißen ihn darum auch Todestrieb*«[40]. Verschiedene Autoren stellen einen engen Zusammenhang zwischen dem Phänomen des Narzissmus[41] und der Aggression her. *Schmidbauer* charakterisiert einen vom Helfer-Syndrom betroffenen Menschen als narzisstisch gekränkte Persönlichkeit. Aus dem Gefühl der Ablehnung in der Kindheit durch die eigenen Eltern resultiere die Auffassung, nicht als Person, sondern nur für Taten geliebt zu werden. Die durch die empfundene Zurückweisung ausgelöste Aggression gegen die Eltern wird aufgrund der Abhängigkeit mit den Abwehrmechanismen[42] der Verdrängung und Idealisierung bekämpft. Die Gefahr eines späteren Durchstoßens aggressiver Impulse sei besonders groß[43]. Auch *Mitscherlich* beschreibt eine erhöhte Aggressionsbereitschaft bei narzisstisch gekränkten Individuen[44].

Ein weiterer wichtiger Aspekt ist die Annahme einer Frustrations-Aggressions-Hypothese nach *Dollard*, *Doob* et al., die davon ausgeht, dass die Existenz einer Frustration immer zu einer Form der Aggression führt und somit Aggression als einen erworbenen, keinen angeborenen Trieb sieht. Frustration wird verstanden als ein Zustand, der dann eintritt, wenn den eigenen Zielen ein Hindernis entgegengestellt wird[45]. »*Je größer die gegenwärtige und angesammelte Frustration, um so stärker die daraus resultierende aggressive Reaktion*«[46]. Mit dieser Annahme stimmen die Autoren *Freud* zu, sehen den Ursprung aggressiven Verhaltens aber eher in externen Faktoren wie Andauer und Anhäufung frustrierender Sachverhalte.

Hirsch unterscheidet weiterhin zwischen der individuellen und der kollektiven Aggression, wobei die erste Form eigenmotiviert ist und sich gegen ein einzelnes Objekt richtet. Von der kollektiven Form wird gesprochen, sobald Mitglieder der Gesell-

---

[38] Vgl. *Freud* (1909) zit. in: *Kranich* 2000, 103

[39] *Freud* 1999, 45

[40] *Freud* 1999, 45

[41] Narzissmus (narcissism): übersteigerte Selbstbezogenheit bzw. Autoerotizismus. Eine narzisstische Persönlichkeitsstörung liegt vor, wenn die charakteristischen Symptome wie gesteigerte Selbstzuwendung, Ehrgeiz, Bedürfnis nach Anerkennung und Beneiden anderer in einer manifesten Form festzustellen sind (vgl. *Fröhlich* 1994, 279, 300).

[42] Abwehrmechanismen sind von Anna Freud in Anlehnung an Sigmund Freud formulierte Begriffe zur Kennzeichnung unbewusster Strategien der psychischen Abwehr zum Umgang mit bedrohlichen Konflikten (vgl. *Fröhlich* 1994, 36).

[43] Vgl. *Schmidbauer* 1997, 290 ff.

[44] Vgl. *Mitscherlich* (1992) zit. in: *Kranich* 2000, 103

[45] Vgl. *Zimbardo* 1995, 429

[46] *Zimbardo* 1995, 429

schaft gegen ihnen unbekannte Opfer, wie z. B. alte Menschen, Aggressionen entwickeln. Er geht davon aus, dass »*Anonymität, Verantwortungsverteilung, Gruppenideologie*« in Kombination mit Gruppendruck, Aggressionshemmungen vermindern. Er bezeichnet diesen Mechanismus als »*fremd-motiviert*« und »*ansteckend*« mit »*verheerenden Folgen*«[47].

Nach *Ruthemann* liegt aggressives Verhalten in dem Moment vor, in dem eine böswillige Absicht der Schädigung einer Person durch einen Täter zu verzeichnen ist[48]. Auch für *Heinrich* ist »*das Ziel von Aggressionen stets (…), andere zu schädigen, Sachen zu zerstören oder auch nur zu ›stören‹, d. h. aufzufallen und dabei andere zu treffen*«[49]. *Ruthemann* führt weiter aus: »*Folglich geht erlittene Gewalt nur dann auf zugefügte Aggression zurück, wenn ein Täter einen Wunsch oder ein Bedürfnis seines Opfers zwar kennt, aber dennoch mißachtet, obwohl er die Möglichkeit hätte, auf die Wünsche einzugehen*«[50].

Baron und *Richardson* weiten diese Definition noch aus bzw. präzisieren sie: »*Aggression ist jede Form von Verhalten, das das Ziel hat, ein anderes Lebewesen zu schädigen oder zu verletzen, wobei dieses Lebewesen eine solche Behandlung vermeiden möchte*«[51].

1.3 Zusammenfassende Betrachtung und Abgrenzung der Konzepte

Zunächst ist anzumerken, dass in den bearbeiteten Quellen überwiegend entweder von Gewalt *oder* von Aggression die Rede ist, womit eine begriffliche Verbindung vermieden wird. Eine wichtige Ausnahme stellt *Ruthemann* dar, die die Unterscheidung der Begriffe mit der Absicht des Täters verknüpft.

Darüber hinaus sieht *Zimbardo* in Gewalt »*Aggression in ihrer extremen und sozial nicht akzeptablen Form*«[52].
Eine wichtige Gemeinsamkeit beider Termini arbeitet *Kranich* heraus, die in beiden Konzepten immer Situationen sieht, »*in denen die begriffsbestimmenden Kriterien aus mindestens zwei Quellen resultieren: dem Handelnden und dem mehr oder weniger von der Handlung betroffenen Beobachter*«[53].

---

[47] Vgl. *Hirsch* 2000, 24
[48] Vgl. *Ruthemann* 1993, 15
[49] *Heinrich* (1992) zit. in: *Kienzle/Paul-Ettlinger* 2001, 16
[50] *Ruthemann* 1993, 17
[51] *Baron/Richardson* (1994) zit. in: *Schneider* 2000, 141
[52] *Zimbardo* 1995, 425
[53] *Kranich* 2000, 47

Die Literaturrecherche erweckt den Eindruck, dass die Begrifflichkeiten der Gewalt und der Aggression eine weitgehend synonyme Verwendung finden. Dies wird besonders deutlich im Vergleich der Aggressionsdefinition nach *Ruthemann* und den Klärungen zum Begriff der Gewalt von *Dieck* bzw. *Galtung*, die sich im Kern decken.

Es zeigt sich, dass eine definitorische Trennung der Begriffe »Gewalt« und »Aggression« bislang kaum geleistet worden ist. Die mangelnde Abgrenzung beider Begriffe wirft die Frage nach einem sinnvollen Vorgehen für den weiteren Verlauf auf.
Im Folgenden werden die von den Probanden evtl. benutzten Termini der Gewalt und Aggression als gleichbedeutende Sachverhalte aufgefasst. Meine Ausführungen stützen sich auf ein Verständnis des Begriffs der Gewalt im Sinne der Ausführungen von *Dieck* und *Galtung*. Die von diesen Autoren beschriebene Bedürfnisorientierung erscheint als eine logische Terminologie, besonders für die Altenpflege, da in diesem Bereich das Ziel der pflegerischen Interventionen auf die Bedürfnisorientierung ausgerichtet ist[54].

In Anlehnung an und Abwandlung der Ausführungen von *Hirsch* bzgl. der UNESCO-Präambel vom Jahre 1945 ist festzustellen, dass jegliche Art der Nichtbeachtung der Würde des Menschen, unabhängig davon, ob nun als Aggression oder Gewalt in der Literatur bezeichnet, in den Köpfen der Täter beginnt. »*Es ist daher notwendig, in diesen Köpfen Vorsorge und Bereitschaft für aggressions- und gewaltverringerndes Handeln zu treffen*«[55].

---

[54] Vgl. *Galtung* (1993) zit. in: *Kranich* 1998, 44
[55] *Hirsch* 2000, 38

2 Gewalt im Pflegealltag

In diesem Kapitel werden verschiedene Formen von Gewalt im Pflegealltag differenziert. Auch hier wird versucht, die Vielfalt an Begrifflichkeiten zu erarbeiten und zu systematisieren. Es werden sowohl die Pflegenden als auch die alten Menschen in unterschiedlichen Rollenbeziehungen betrachtet.

2.1 Alte Menschen in der Opferrolle

Die Erscheinungsformen der durch Pflegende ausgeübten Gewalt im pflegerischen Alltag sind vielfältig.
Ihre Darstellung erfolgt in Orientierung an verschiedene Autoren, die inhaltliche Klassifizierung findet im Anschluss daran statt. Diese Vorgehensweise hebt die Mehrdimensionalität, aber auch die Differenzierungen des Themenkomplexes deutlicher hervor.

2.1.1 Die Gesichter der Gewalt

Eastman unterscheidet verschiedene Formen der »*Altenmisshandlung*«[56], benutzt aber nicht den Begriff der Gewalt. Er umschreibt Gewalt als eine systematische Misshandlung einer älteren Person, speziell als körperliche, emotionale und finanzielle Misshandlung durch eine außenstehende Person. Die Misshandlung kann »*die Form einer Handgreiflichkeit, eines drohenden Verhaltens, der Vernachlässigung oder des Aussetzens annehmen (...) sowie der sexuellen Belästigung*«[57].
Der Autor zählt zur emotionalen Misshandlung das Schreien, Gefühlsausbrüche und den barschen Tonfall der Pflegepersonen und nennt Merkmale für das Vorhandensein dieser Art der Misshandlung wie Drohungen, Beleidigungen, Gefühlsverweigerung und Sicherheitsverweigerung.
Unter die körperlichen Misshandlungen werden die Verabreichung von falschen Medikamenten, die Essensverweigerung und die Verweigerung von Wärme und Behaglichkeit subsumiert[58].

Auch *Dieck* benutzt die Termini Vernachlässigung und Misshandlung[59]. Die Autorin greift mit ihren Kategorien die übliche Differenzierung der englischsprachigen Literatur auf: »elder abuse« als Misshandlung bzw. Missbrauch älterer Menschen und »elder neglect« als Vernachlässigung älterer Menschen[60].

---

[56] Der Begriff der »Altenmisshandlung« ist in Großbritannien bekannt als »*Granny battering*«, wörtlich übersetzt mit »*Oma verprügeln*« (*Eastman* 1991, 16)
[57] *Eastman* 1991, 38
[58] Vgl. *Eastman* 1991, 39 f.
[59] Vgl. *Dieck* (1993) zit. in: *Kranich* 1998,47
[60] Vgl. *Dieck* (1987) zit. in: *Görgen/Nägele* 1998, 50

Das Konzept der Vernachlässigung definiert die Autorin als »*die Unterlassung von Handlungen, die situationsadäquat wären im Sinne des erkennbaren Bedarfs oder expliziten Wunsches des Adressaten*«[61], wobei die Vernachlässigung sowohl eine aktive als auch eine passive Form annehmen kann. Die aktive Form ist immer eine vorsätzliche Form im Sinne einer bewussten Handlungsverweigerung, die passive Form eine nicht intentionale Form, als ein Nicht-Wahrnehmen einer Bedarfsäußerung[62].

Misshandlungen hingegen definiert *Dieck* als »*ein aktives Tun, das den Adressaten dieser Handlung in seiner Befindlichkeit in spürbarer Weise negativ berührt bzw. seinem expliziten Wunsch deutlich widerspricht*«[63] und unterscheidet, ähnlich wie *Eastman*, körperliche und psychische Misshandlung, finanzielle Ausbeutung und Einschränkung des freien Willens[64].

Zu den körperlichen Misshandlungen zählen das aktive Zufügen körperlicher Beeinträchtigungen, die Immobilisierung, der sexuelle Missbrauch und die Überdosierung von Medikamenten.

Die psychische Misshandlung ist durch Beschimpfung, Einschüchterung, Drohung und Isolierung charakterisiert. Dem folgen die finanzielle Ausbeutung und die Einschränkung des freien Willens in Form von Behinderung der Ausübung der Zivilrechte[65].

Auch *Ruthemann* unterscheidet zwischen einer aktiven Anwendung von Gewalt in Form einer Misshandlung und einer passiven Anwendung im Sinne einer Vernachlässigung[66].

Die Ausarbeitungen von *Entzian/Kämmer* und *Richter/Sauter* entsprechen inhaltlich den Kategorien von *Eastman* und *Dieck*. Die Autoren verwenden aber zusätzlich in diesem Kontext den Terminus der Gewalt.

Entzian/Kämmer benennen physische Gewalt mit dem Charakteristikum der Schmerzzufügung und des Zwangs in Form von Schlagen, Schubsen, Fixieren und sexueller Misshandlung[67].

Richter/Sauter beschreiben zu diesem Komplex die Tatbestände von Knuffen, um den betroffenen Menschen in eine angestrebte Richtung zu bringen, bis hin zum Ohrfeigen und schlimmeren brutalen Angriffen[68].

Die Kränkung eines alten Menschen wird als psychische Gewalt definiert, in Form von Bedrängung, Bedrohung, Einschüchterung[69] und verbaler Gewalt[70]. Mit der finanziellen Ausbeutung wird der Versuch gedeutet, Kontrolle über das Eigentum

---

[61] *Dieck* (1987) zit. in: *Görgen/Nägele* 1998, 50
[62] Vgl. *Dieck* (1987) zit. in: *Görgen/Nägele* 1998, 50
[63] *Dieck* (1987) zit. in: *Görgen/Nägele* 1998, 49
[64] Vgl. *Dieck* (1993) zit. in: *Kranich* 1998, 49
[65] Vgl. *Dieck* (1987) zit. in *Görgen/Nägele* 1998, 49
[66] Vgl. *Ruthemann* 1993, 14
[67] Vgl. *Entzian/Kämmer* 1999, 177
[68] Vgl. *Richter/Sauter* 1997, 24
[69] Vgl. *Entzian/Kämmer* 1999, 177 f.
[70] Vgl. *Richter/Sauter* 1997, 24

eines Betreuten zu erhalten und auf dessen Besitz zuzugreifen, indem der alte Mensch dazu bewegt wird, Geschenke oder Geldgaben zu tätigen oder das Testament zu ändern[71].

Der Vernachlässigung, von *Entzian/Kämmer* beschrieben als Vorenthaltung von Nahrung, Kleidung und Hygiene durch Unterlassung oder Missbrauch der Hilfeleistung, schließt sich die Freiheitsbeschränkung an, aufgeführt als Beschränkung der Grundrechte am Beispiel der Isolation und dem Einschließen eines Menschen[72].

Im Zusammenhang mit dem Aspekt der Vernachlässigung ist für *Richter/Sauter* wesentlich von Bedeutung, dass diese nur durch das vorliegende Abhängigkeitsverhältnis des alten Menschen von der Pflegekraft entstehen kann. Nur so kann z.B stundenlanges Liegenlassen eines Menschen in seinen Ausscheidungen erst möglich werden[73].

Zu konstatieren ist, dass die Freiheitsberaubung nach *Entzian/Kämmer* mit dem Terminus der Einschränkung des freien Willens nach *Dieck* gleichgesetzt werden kann.

Unruhs Arbeit stützt sich ausschließlich auf Erfahrungsberichte von Zivildienstleistenden in Altenhilfeeinrichtungen. Dargestellt werden, mit einer Ausnahme[74], durchgängig negative Berichte. *Unruh* fasst Gewaltformen aus den Erzählungen der Zivildienstleistenden zusammen, die von ihr aber nicht konkret einer Kategorie wie Vernachlässigung, Gewalt oder Misshandlung zugeordnet werden.

In diesem Kontext sind folgende Aspekte hervorzuheben: Verdachtsmomente des Missbrauchs mit Beruhigungsmitteln, auch mit Todesfolge[75], unsensibler Umgang mit Sterbenden[76], Todesprophezeiungen in Gegenwart einer Sterbenden[77], Einsperren einer Bewohnerin[78] und Erpressung[79].

In dem von *Hirsch* und *Fussek* herausgegebenen Band der Bonner Initiative »Handeln statt Misshandeln« werden Berichte von alten Menschen, Angehörigen, Pflegekräften, Zivildienstleistenden, Heimleitungen, ehrenamtlich Tätigen und gesetzlichen Betreuern wiedergegeben.

Die Vorwürfe werden hier in folgende Kategorien zusammengefasst: künstliche Ernährung wider Willen zur Arbeitserleichterung[80], Psychopharmakatherapie ohne Wissen und Einwilligung der Betroffenen[81], Fixierungen ohne richterliche Genehmi-

---

71 Vgl. *Entzian/Kämmer* 1999, 177
72 Vgl. *Entzian/Kämmer* 1999, 177
73 Vgl. *Richter/Sauter* 1997, 24
74 Vgl. *Unruh* 1989, 136
75 Vgl. *Unruh* 1989, 40, 80, 101
76 Vgl. *Unruh* 1989, 46
77 Vgl. *Unruh* 1989, 53
78 Vgl. *Unruh* 1989, 97
79 Vgl. *Unruh* 1989, 101
80 Vgl. *Hirsch/Fussek* 2001, 31, 69, 145, 167
81 Vgl. *Hirsch/Fussek* 2001, 32, 44, 73, 79, 103, 133

gung[82], Vernachlässigung[83], rüder Umgangston[84] und Duzen[85] von alten Menschen, Klingel außer Reichweite[86], Verweigerung von Toilettengängen[87], Unterlassung der Lagerungen mit Folge des Dekubitus[88], unterlassene Hilfeleistung[89], Verabreichung von falschen Medikamenten bzw. Medikamenten ohne ärztliche Anordnung[90].

Neben der Darstellung verschiedener Gesichter der Pflegegewalt wird in der Literatur eine Differenzierung in personelle und strukturelle Gewaltphänomene vorgenommen.

2.1.2 Der Aspekt der personellen und strukturellen Gewalt

Der norwegische Friedensforscher *Galtung* unterscheidet drei wesentliche Formen der Gewalt, die seines Erachtens in Beziehung zueinander stehen und in der Regel gemeinsam auftreten.
Er unterscheidet die direkte Gewalt, die sichtbar wird durch die Täterschaft und den eigentlichen Gewaltakt, von der strukturellen Gewalt, als eine »*in die Sozialstruktur*«[91] integrierte Gewalt, die sich in ungleichen Machtverhältnissen und Abschneiden von materiellen und ideellen Ressourcen äußert. Er ergänzt den dritten Aspekt der kulturellen Gewalt, der die Konventionen und Tabus einer Kultur bezeichnet, mit deren Hilfe die ersten beiden Gewaltformen legitimiert oder sogar provoziert werden können[92]. Für den Begriff der kulturellen Gewalt wird von *Jaster* der Terminus der sozialen/gesellschaftlichen Gewalt eingesetzt[93].

Auch *Ruthemann* benutzt die von *Galtung* favorisierten Termini, wobei sie abweichend aber die direkte Gewalt als personale Gewalt bezeichnet. Die Vereitelung »*einer Lebensmöglichkeit kann durch eine Person verursacht sein (personale Gewalt) oder von institutionellen oder gesellschaftlichen Strukturen ausgehen (strukturelle Gewalt)*«[94]. In ihren Ausführungen bezieht sie sich auf die Erkenntnisse *Goffmans*, der auf den Charakter von Heimen als totale Institutionen aufmerksam macht. Sie hält fest, dass kein älterer Mensch freiwillig in eine Altenhilfeeinrichtung geht. In

---

[82] Vgl. *Hirsch/Fussek* 2001, 36
[83] Vgl. *Hirsch/Fussek* 2001, 43, 150, 156, 160
[84] Vgl. *Hirsch/Fussek* 2001, 49, 149
[85] Vgl. *Hirsch/Fussek* 2001, 111
[86] Vgl. *Hirsch/Fussek* 2001, 75
[87] Vgl. *Hirsch/Fussek* 2001, 81, 110
[88] Vgl. *Hirsch/Fussek* 2001, 86, 113, 151
[89] Vgl. *Hirsch/Fussek* 2001, 98, 110
[90] Vgl. *Hirsch/Fussek* 2001, 109, 118, 156
[91] *Schmidt* 1998, 11 f.
[92] Vgl.http://www.wegweiserbuergergesellschaft.de/praxishilfen/konfliktloesung/hintergrundtexte/gewalt_johan_galtung.php, http://www.suedwind-institut.de
[93] Vgl. *Jaster* 1998, 92
[94] *Ruthemann* 1993, 14

dem Moment des Eintritts ist der betroffene Mensch bereits mit Gewalt in diese Richtung gedrängt worden[95].

Knobling arbeitet ebenso mit dem Begriff der strukturellen Gewalt und stellt fest, dass der Tagesablauf nicht an den Bewohnerbedürfnissen, sondern an »*arbeits- und personalorganisatorischen Gesichtspunkten*«[96] orientiert ist. Die zeitlichen und räumlichen Einschränkungen haben eine starke Einengung des sozialen Beziehungsnetzes zur Folge[97]. Außer der Beeinträchtigung von Lebensradius und Lebensraum werden auch »*unterschwellige Verbote*«[98] genannt, die den Kontakt unter den Bewohnern erschweren.

Außerdem wird die These einer festen Einbindung in den institutionellen Ablauf gestützt sowie Besuchsreglementierungen in einem Drittel der Fälle konstatiert. Fest vorgegebene Essenszeiten[99], festgelegte Schlafenszeiten[100] und die räumlichen Bedingungen verstärken den Eindruck einer Bedürfnisfeindlichkeit[101]. *Knobling* hält daraufhin fest, dass das Bild eines »*infantilen, unmündigen, defizitären alten Menschen*« bereits mit Eintritt in ein Heim impliziert wird«[102].

Wojnar benutzt ebenfalls den Begriff der strukturellen Gewalt, setzt ihn aber in einen anderen Zusammenhang.

Er versteht darunter die Schaffung von restriktiven Bedingungen durch politische Entscheidungen. Die politisch Verantwortlichen bereiten nach *Wojnar* den Nährboden der Gewalt, »*indem sie allen in der Pflege Tätigen signalisieren, daß die Gesellschaft an dem Wohlergehen und Gesunderhaltung der alten, in den Pflegeeinrichtungen lebenden Menschen nicht interessiert ist*«[103].

Des Weiteren benutzt der Autor die Bezeichnung der interpersonellen Gewalt in Pflegeeinrichtungen als Ausübung von körperlichem und psychischem Zwang[104], der seines Erachtens bereits »*bei der Verlegung in eine Pflegeeinrichtung ausgeübt*«[105] wird. Die Arbeitsablauforganisation in Institutionen zwingt die dort lebenden alten Menschen, auf ihre individuellen Gewohnheiten zu verzichten und sich dem Rhythmus des Hauses anzupassen, was als erhebliche Einschränkung der persönlichen Freiheit erlebt werden kann.

---

[95] Vgl. *Ruthemann* 1993, 44
[96] *Knobling* 1990, 44
[97] Vgl. *Knobling* 1990, 44
[98] *Knobling* 1990, 51
[99] Vgl. *Knobling* 1990, 45
[100] Vgl. *Knobling* 1990, 46
[101] Vgl. *Knobling* 1990, 49 f.
[102] *Knobling* 1990, 82
[103] *Wojnar* 1999, 82
[104] Vgl. *Wojnar* 1999, 83
[105] *Wojnar* 1999, 83

»Auch ein Verharren in der Expertenrolle und ein wohlmeinendes Drängen auf die Einhaltung einer gesundheitsfördernden Lebensführung« [106] wird neben den Fixierungen durch Bettgitter oder starker Sedierung von *Wojnar* als interpersonelle Gewalt bezeichnet.

Auch bei *Unruh* wird Kritik laut an einer von Routine und Floskeln gezeichneten Oberflächlichkeit der Zuwendung [107] und Distanz in Pflegebeziehungen [108]. In ihren Ausführungen hängen des Weiteren die strukturelle Gewalt und die Vernachlässigung eng zusammen: Das Frühstücksritual des Personals behindert die Betreuung einer alten Frau [109], ein rigider Zeitplan schließt Zuwendung aus [110], ruft zusätzlich eine Vernachlässigung der Körperpflege hervor [111] oder macht das Trinken außerhalb der vorgeschriebenen Zeit nicht möglich [112]. Eine reglementierende Hausordnung gestattet Besuch nur nachmittags und schreibt feste Schlaf-, Weck- und Essenszeiten vor [113]. Personelle Engpässe schränken den Aktionsradius der Bewohner ein, indem aus zeitlichen Gründen noch selbstständig durchführbare Tätigkeiten vom Personal übernommen werden [114], Blasenverweilkatheter gelegt werden, da die Zeit für die Toilettengänge fehlt [115] und zu nächtlicher Stunde die Ganzkörperpflege durchgeführt wird [116].

Die von verschiedenen Autoren favorisierte Unterscheidung in personale und strukturelle Gewalt wird von *Roth* als nicht tragfähig bezeichnet. Da Gewalt immer ein gesellschaftliches Problem sei, seien zwangsläufig immer die personalen und strukturellen Phänomene mit einzubeziehen, sodass dahingehende Typisierungen überflüssig wären. Gewalt jeglicher Art sei ein Kontinuum zwischen den verschiedenen Komponenten [117].

In Tabelle 1 werden die beschriebenen Gewaltformen zusammengefasst und die Inhalte verschiedenen Kategorien zugeordnet.

---

[106] *Wojnar* 1999, 84
[107] Vgl. *Unruh* 1989, 37
[108] Vgl. *Unruh* 1989, 44
[109] Vgl. *Unruh* 1989, 35
[110] Vgl. *Unruh* 1989, 36, 60
[111] Vgl. *Unruh* 1989, 137
[112] Vgl. *Unruh* 1989, 99
[113] Vgl. *Unruh* 1989, 46
[114] Vgl. *Unruh* 1989, 65, 72
[115] Vgl. *Unruh* 1989, 103
[116] Vgl. *Unruh* 1989, 118
[117] Vgl. *Roth* (1988) zit. in: *Kranich* 1998, 44

Tabelle 1: Gewaltformen gegen pflegebedürftige alte Menschen in stationären Einrichtungen der Altenhilfe[118].

Gewaltformen	Erscheinungsbilder
Physische Gewalt	• Handgreiflichkeiten • Aussetzen • Verabreichung von falschen Medikamenten • Psychopharmakatherapie ohne Wissen und Einwilligung • Missbrauch von Beruhigungsmitteln mit Todesfolge • Überdosierung von Medikamenten • Künstliche Ernährung wider Willen • Fixierungen • Legen von Blasenverweilkathetern • Schlagen • Schubsen • Zufügen körperlicher Beeinträchtigungen • Immobilisierung • Knuffen • Ohrfeigen
Psychische/emotionale Gewalt	• Verbale Gewalt/Drohung • Drohendes Verhalten • Beleidigungen • Gefühlsverweigerung • Sicherheitsverweigerung • Erteilen von Befehlen • Rüder Umgangston • Duzen von alten Menschen • Klingel außer Reichweite • Unsensibler Umgang mit sterbenden Menschen • Todesprophezeiungen in Gegenwart Sterbender • Erpressung • Distanz in Pflegebeziehungen • Oberflächlichkeit der Zuwendung • Waschen in der Nacht • Bedrängung/Einschüchterung • Verharren des Pflegepersonals auf Expertenrolle • Drang zur Einhaltung gesundheitsfördernder Lebensführung
Finanzielle Gewalt	• Exploitation • Bewegen des Betroffenen hin zu Geldgaben, Geschenken, Testamentsänderungen
Passive und aktive Vernachlässigung	• Unterlassung von Hilfen • Missbräuchlicher Einsatz von Hilfen • Vorenthaltung von Nahrung, Kleidung und Hygiene • Missbräuchlicher Einsatz der Hilfen • Verweigerung von Essen • Verweigerung von Wärme und Behaglichkeit • Verweigerung von Toilettengängen • Liegenlassen in Ausscheidungen • Verweigern von Pflegetechniken (Wechsel Blasenkatheter) • Verzicht auf Hinzuziehen eines Arztes nach Sturzverletzung

▶▶

[118] Anm. d. Verf.: Auf die nochmalige Angabe der Literaturquellen wird verzichtet

Tabelle 1: Gewaltformen gegen pflegebedürftige alte Menschen in stationären Einrichtungen der Altenhilfe, Fortsetzung.

Gewaltformen	Erscheinungsbilder
Strukturelle Gewalt	• Feste Essenszeiten • Feste Frühstückszeiten des Personals • Rigide Zeitpläne • Reglementierende Hausordnung mit festen Schlaf-, Weck-, Essenszeiten • Personelle Engpässe • Festgelegte Arbeitsablauforganisation • Tagesablauf nicht in Orientierung an Bewohnerbedürfnissen • Starke Einengung des persönlichen Beziehungsnetzes durch Aussprechen von Verboten • Beeinträchtigung von Lebensradius und Lebensraum • Festgelegte Besuchszeiten • Gestörte Privatsphäre
Kulturelle Gewalt	
Einschränkung der freien Willensäußerung/ Freiheitsbeschränkung	• Freiheitsentziehende Maßnahmen und Fixierungen durch Bettgitter (besser: Seitenteile, Anm. d. Verf.) • Einsperren • Isolation • Einschließen • Verlegung in eine Einrichtung • Behinderungen in der Ausübung der Zivilrechte
Sexuelle Misshandlung	

2.2 Pflegepersonen als Opfer der Gewalt

Ein Großteil der Literatur befasst sich mit Pflegenden als Täter. Pflegende werden kaum als Opfer von Gewalt wahrgenommen. Im folgenden Abschnitt geht es darum, einen Fokus auf diesen Aspekt zu legen, der im deutschsprachigen Raum besonders durch die Ausführungen *Wojnars* Aufmerksamkeit erhalten hat. Er bezieht sich u. a. auf eine Studie von *Patel* und *Hope* (1993), wonach in einer dreitägigen Beobachtungsphase in einer Altenpflegeeinrichtung ca. 50 % der alten Menschen aggressives Verhalten gegenüber den Pflegenden gezeigt haben.

Diese Beobachtungen wurden durch Untersuchungen von *Mexer* et al. (1991), *Blumenreich* und *Lewis* (1993) und *Fischer* (1981) bestätigt[119].

---

[119] Vgl. *Wojnar* 1999, 85

2.2.1 Formen der personell-direkten Gewalt

Von *Kienzle/Paul-Ettlinger* wird zunächst die psychische Gewalt gegen Pflegende beschrieben, in Form von Anschreien, Beschimpfen und Beleidigen, anhaltendem oder ständigem Schreien, Verweigerung der Mithilfe bei der Durchführung von Pflegemaßnahmen, absichtlichem Einnässen oder Einkoten, Beschmutzen von Wäsche, Gegenständen und Räumen[120].

Weiter wird von mutwilliger Sachbeschädigung eigener Gegenstände[121] und von sexueller Belästigung in verbaler Form, durch direkten körperlichen Kontakt sowie durch eindeutige Gesten berichtet[122].

Die Autoren verstehen unter sexueller Belästigung »*jede Verhaltensweise (...), gleichgültig ob verbal oder als konkrete Handlung, welche die Würde der Pflegekraft, gleichgültig ob Mann oder Frau, beeinträchtigt. Die Würde ist dann beeinträchtigt, wenn der oder die Betreffende zum (sexuellen) Objekt herabgewürdigt wird*«[123]. In der gesichteten Literatur sind *Kienzle/Paul-Ettlinger* die Einzigen, die diesem Aspekt im Rahmen der Gewaltproblematik Beachtung schenken.

Zu den als intrigante Verhaltensweisen bezeichneten Sachverhalten zählen das Ausspielen der Pflegepersonen gegeneinander, ungerechtfertigte Beschwerden bei Vorgesetzten oder Angehörigen, mangelnde Anerkennung und aggressives Schweigen[124], wohingegen unter dem Oberbegriff der physischen Gewalt die Aktivitäten Kratzen, Beißen, Zwicken, Ziehen an den Haaren, Spucken, Treten, Schlagen mit Händen sowie mit Gegenständen subsummiert werden[125].

Von *Knobling* werden Handlungen in Form von Schreien, zorniges und trotziges Verhalten, Anschuldigungen, Vorwürfe gegen das Personal, wiederholtes Klingeln, Werfen mit Gegenständen und das Verbreiten von Gerüchten genannt[126].

Ruthemann hält fest, dass das Risiko der Pflegenden, zum Opfer zu werden, zwar nicht genau definiert werden kann, dass aber Schlagen oder Bedrohen durch die betagten Bewohner durchaus vorkommen[127]. Sie bezieht sich dabei auf Untersuchungen von *Schneider/Sigg* und spricht von einem »*Arbeitsplatzrisiko der Pflegenden*«[128]. *Schneider/Sigg* zeigen durch eine Untersuchung auf, dass ältere Menschen nicht nur Opfer, sondern auch Täter sind, was sich in Form von Schlagen, Anklagen und Streit äußern kann.

Ruthemann weist aber ausdrücklich darauf hin, dass aufgrund der Dunkelziffer und des geringen Rücklaufs der Umfragebögen keine eindeutige Aussage über das Ausmaß des Problems getätigt werden kann[129].

---

[120] Vgl. *Kienzle/Paul-Ettlinger* 2001, 109 f.

[121] Vgl. *Kienzle/Paul-Ettlinger* 2001, 110

[122] Vgl. *Kienzle/Paul-Ettlinger* 2001, 31, 111

[123] *Kienzle/Paul-Ettlinger* 2001, 39

[124] Vgl. *Kienzle/Paul-Ettlinger* 2001, 111 f.

[125] Vgl. *Kienzle/Paul-Ettlinger* 2001, 112 f.

[126] Vgl. *Knobling* (1985) zit. in: *Schneider* 2000, 163

[127] Vgl. *Ruthemann* 1993, 19

[128] *Schneider/Sigg* (1990) zit. in: *Ruthemann* 1993, 19

[129] Vgl. *Ruthemann* 1993, 20

2.2.2 Der Gesichtspunkt der strukturell-indirekten Gewalt

Auch bei den Ausführungen zur Gewalt gegen Pflegende verdient der strukturelle Aspekt eine besondere Erwähnung.

Ruthemann stellt in Anlehnung an *Goffmann* die These auf, dass die Mitarbeiter einer Einrichtung bereits durch strukturelle Zwänge Opfer von Gewalt werden. »*Die totalen Institutionen unserer Gesellschaft lassen sich (...) zusammenfassen: Da sind einmal jene Anstalten, die zur Fürsorge für Menschen eingerichtet wurden, die als unselbständig und harmlos gelten*«[130]. Organisiert wird der dortige Alltag durch Arbeitszeiten, die das Privatleben der Mitarbeiter negativ beeinflussen. Eine oft unrealistische Pflegekonzeption, fehlende immaterielle wie finanzielle Anerkennung sowie besonders die Faktoren Zeitdruck und Personalmangel stellen strukturelle Zwänge dar[131].

Dießenbacher/Schüller schließen sich diesem Gedanken an und betonen, dass die Pflegearbeit in ihrem Tagesablauf stark von der Heim- oder Pflegedienstleitung vorgegeben wird und somit gegenüber dem »*Lohnpflegepersonal*«[132] eine Art von Macht ausgeübt wird. Die Ausführungen gipfeln in der Aussage, dass den Heimleitungen die Regelung des sog. »*Lohnpflegeunfriedens*«[133] zufällt.

Wojnar benennt Faktoren, die die Entstehung der Gewalt noch begünstigen: schlecht ausgebildete Mitarbeiter, Heimbewohner mit aggressivem und psychisch gestörtem Verhalten, Heimleiter, die gierig auf das Geld der Heimbewohner sind und sich zum Ziel machen, unbequeme Mitarbeiter zu mobben[134]. Zuletzt nennt der Autor die »*querulatorischen Angehörigen, die das Pflegepersonal drangsalieren*«[135].
Der Autor gibt zudem an, dass die für die Altenhilfe zuständigen Ministerien, Kranken- und Pflegekassen und die kassenärztlichen Vereinigungen, »*mit neuen Gesetzen und Richtlinien, bzw. deren Auslegung*« die Entstehung der Gewalt provozieren. »*Sie scheinen sogar über die Mißstände empört zu sein und wären durchaus bereit, durch neue Regelungen Druck auf die Pflegenden auszuüben*«[136].

Zusammenfassend ist Gewalt in den verschiedenen Formen dort zu erwarten, »*wo institutionell bedingte oder informell entstandene Machtstrukturen die Ausübung des Zwangs begünstigen, oder das aggressive Verhalten provozieren*«[137].

Die in diesem Kapitel aufgeführten Gewaltformen werden in Tabelle 2 abgebildet.

---

[130] *Goffman* 1972, 16
[131] Vgl. *Ruthemann* 1993, 54 f.
[132] *Dießenbacher/Schüller* 1993, 27
[133] *Dießenbacher/Schüller* 1993, 27
[134] Vgl. *Wojnar* 1999, 81 f.
[135] *Wojnar* 1999, 82
[136] *Wojnar* 1999, 82
[137] *Wojnar* 1999, 83

Tabelle 2: Gewaltformen gegen Pflegepersonen in stationären Einrichtungen der Altenhilfe[138].

Gewaltformen	Erscheinungsbilder
Psychische/emotionale Gewalt	• Direktes Anschreien • Beschimpfung/Schreien • Beleidigung • Anhaltendes/ständiges Schreien • Verweigerung von Pflegemaßnahmen • Einnässen/Einkoten • Beschmutzen von Wäsche, Gegenständen, Räumen • Anklagen • Streit • Trotziges/zorniges Verhalten • Anschuldigungen • Vorwürfe gegen Personal • Wiederholtes Klingeln • Verbreiten von Gerüchten • Ausspielen des Personals • Ungerechtfertigte Beschwerden bei Vorgesetzten/Angehörigen • Mangelnde Anerkennung • Aggressives Schweigen
Physische Gewalt	• Kratzen • Beißen • Zwicken • Ziehen an den Haaren • Spucken • Treten • Schlagen mit Händen, ungefährlichen und gefährlichen Gegenständen • Werfen mit Gegenständen • Beschädigung eigener Gegenstände
Sexuelle Belästigung	• Verbale Belästigung • Direkter körperlicher Kontakt • Gesten
Strukturelle Gewalt	• Festgelegte Arbeitszeiten • Unregelmäßige Dienstzeiten • Zeitdruck • Personalmangel • Vorgegebener Tagesablauf durch Heim- und Pflegedienstleitung • Gesetzliche Vorgaben und Anforderungen von Pflege- und Krankenkassen

---

[138] Anm. d. Verf.: Auf die nochmalige Angabe der Literaturquellen wird verzichtet.

2.3 Zusammenfassende Betrachtung der Aspekte

Gewalt in Pflegeeinrichtungen ist ein vielschichtiges Phänomen. Pflegende und Gepflegte nehmen dabei sowohl die Rolle des Opfers als auch die des Täters ein. Gewalt gegen alte Menschen scheint in professionellen Pflegesituationen in vielschichtiger Art und Weise vorzukommen[139], wobei die Aspekte des sexuellen Missbrauchs und des Umgangs mit Sprache in den täglichen pflegerischen Beziehungen weniger intensiv bearbeitet sind.

Es wird einerseits deutlich, dass sich die Klassifizierungen der Gewaltformen ähneln. Andererseits wird aber auch aufgezeigt, dass für ähnliche Sachverhalte unterschiedliche Begrifflichkeiten verwendet werden.

Ich bevorzuge die Einteilung der Gewaltformen gegen Pflegebedürftige in Anlehnung an *Dieck*. Die Kategorien der passiven und aktiven Vernachlässigung sowie das Konzept der Misshandlung, das wiederum die physische, die psychische oder emotionale, die finanzielle Misshandlung, die Einschränkung der freien Willensäußerung und die sexuelle Misshandlung beinhaltet, wirken umfassend.

Wichtig erscheint es, die Aspekte finanzielle Misshandlung, sexuelle Misshandlung und die Einschränkung der freien Willensäußerung, als eigenständige Formen des Missbrauchs zu deklarieren.

Die Konzepte der aktiven und passiven Vernachlässigung und der verschiedenen Misshandlungen werden mit dem Begriff der personellen/personalen oder direkten Gewalt überschrieben[140]. Die Begriffe der kulturellen oder sozial/gesellschaftlichen Gewalt sind unter dem Oberbegriff der strukturellen oder indirekten Gewalt subsumiert.

Das Ergebnis der Auseinandersetzung mit dem Themenkomplex der Pflegenden in der Rolle als Täter wird in Abbildung 1 dargestellt.

Pflegekräfte nehmen ebenso die Rolle des Opfers von Gewalttaten ein. Auch in diesem Kontext offenbart Gewalt verschiedene Gesichter. Zudem scheint mir die begriffliche Trennung zwischen personellen und strukturellen Faktoren erneut sinnvoll, wenn auch beide Seiten in der Pflegewirklichkeit nicht immer sauber zu trennen sind (siehe Abbildung 2).

Es bedarf weiterer empirischer Untersuchungen, um den Gewaltaspekt in Pflegebeziehungen mehrdimensional und differenziert betrachten zu können. Dies ist die Voraussetzung, um entsprechende Präventions- und Interventionsmöglichkeiten zu entwickeln.

---

[139] Vgl. *Hartdegen* (1996) zit. in: *Richter/Sauter* 1997, 24
[140] Vgl. *Galtung* (1993) zit. in: *Kranich* 1998, 43 f.

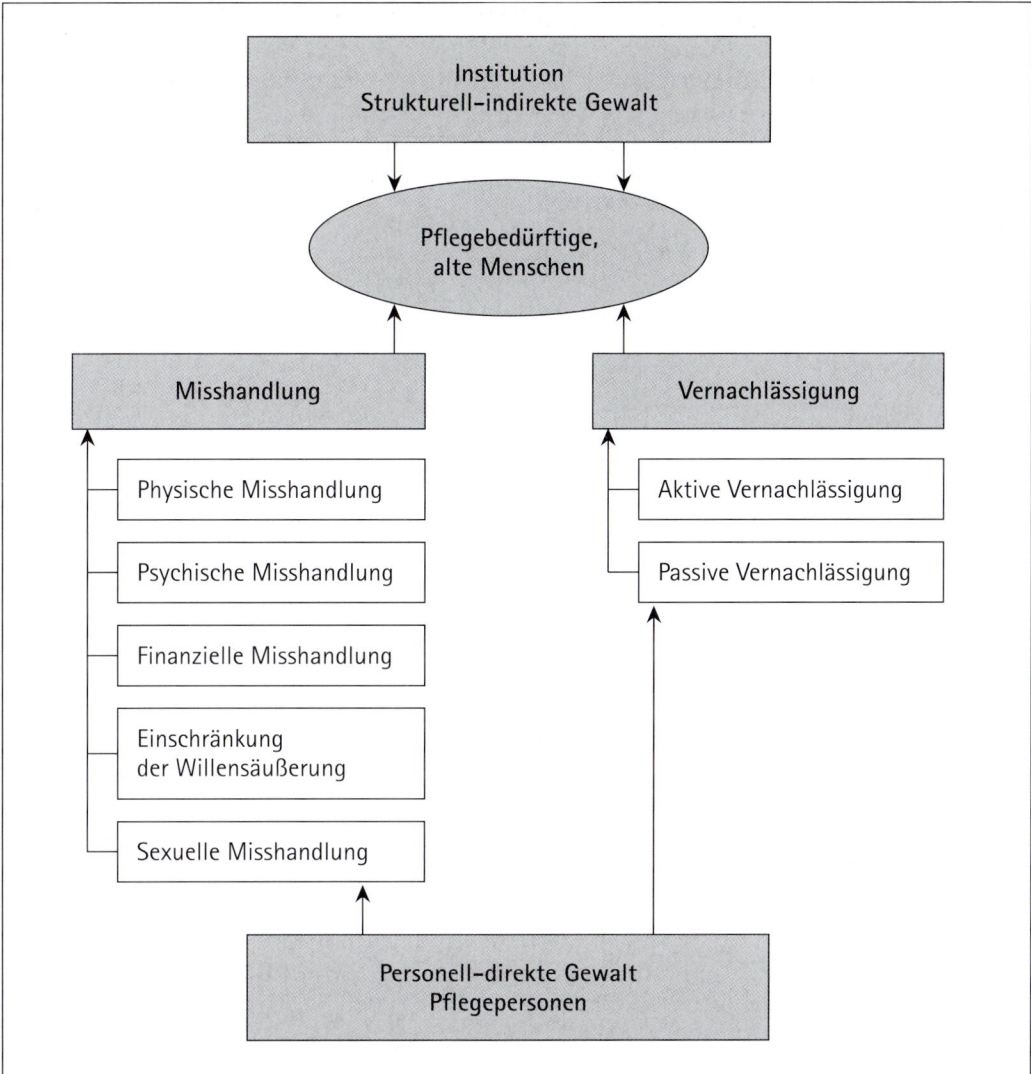

Abb. 1: Pflegepersonen und Institution als Täter gegen pflegebedürftige alte Menschen.

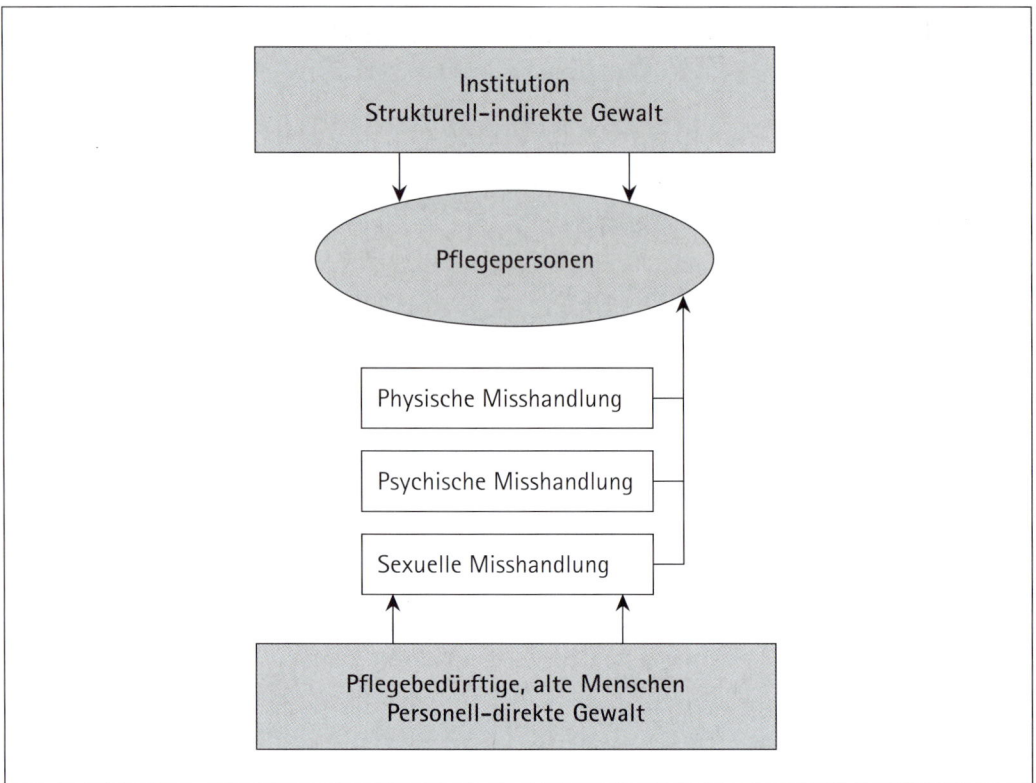

Abb. 2: Pflegepersonen als Opfer in der Pflegebeziehung.

3 Entwicklung der Forschungsfrage

Eine Reihe von Fragen drängt sich im Anschluss an die Literaturrecherche auf:
- Welche Präsenz besitzt das Thema Gewalt im Berufsalltag?
- Welche Perspektive nehmen die Pflegenden bzgl. dieses Phänomens ein?
- Gehen die Erfahrungen der Pflegenden in den konkreten Pflegesituationen konform mit den Aussagen in der Literatur?
- Wird Gewalt in den verschiedenen Ausdrucksformen vom Pflegepersonal ausgeübt bzw. erfahren?
- Sind Pflegekräfte in der Lage, das Gesehene und Erlebte einzuordnen und zu bewerten, um entsprechende Lösungen in den Situationen anzustreben?
- Kann Gewalt gar übersehen werden, weil nicht sein kann, was innerhalb von Rollenerwartungen nicht sein darf?

Bezug nehmend auf diese Fragen, verfolgt die Untersuchung die Absicht, einen Aspekt innerhalb des Themas aufzugreifen, der in der bearbeiteten Literatur keine Berücksichtigung gefunden hat. So lassen sich die o. g. Fragen in dem Erkenntnisinteresse bündeln, inwiefern Pflegepersonen aus der Pflegepraxis in der Lage sind, ihre potenziellen Gewalterfahrungen in der Pflegebeziehung als solche zu erkennen und zu reflektieren.

> Die Forschungsfrage lautet: »Inwiefern reflektieren examinierte Pflegekräfte ihre potenziellen Gewalterfahrungen in den stationären Pflegebeziehungen der Altenhilfe?«

Die Fragestellung hat mehrere Unterpunkte:
- Setzen sich Pflegekräfte mit dem Thema der Gewalt in der Pflege auseinander?
- Welche Sachverhalte werden von den Pflegenden selbst als Gewalt definiert?
- Welche Erfahrungen machen Pflegefachkräfte mit dem Thema der Gewalt in ihrem Berufsalltag?
- Wie erleben und beurteilen sie die Erlebnisse?
- Erleben die Pflegekräfte sich selbst als Opfer der Gewalt in der pflegerischen Beziehung[141]?

Nach Festlegung der Forschungsfrage schließt sich nun im zweiten Teil dieser Arbeit die Darstellung der geeigneten Methodik an.

---

141 Vgl. Gesprächsleitfaden

Teil II
Die Durchführung
der Forschungsstudie

1 Empirische Datenerhebung

Im Mittelpunkt der Untersuchung stehen die Erfahrungen von Pflegenden. Dieser Fokus legt ein qualitatives Untersuchungsdesign nahe.

Qualitative Verfahren ermöglichen es, die subjektiven Erfahrungen und Einstellungen bezüglich des zu untersuchenden Phänomens zu erarbeiten.

Laut *Morse/Field* ist der Einsatz einer qualitativen Methode zudem dann indiziert, wenn vermutet werden kann, dass die Literatur nicht unvoreingenommen oder wenig über das zu untersuchende Phänomen zu finden ist[142], was bei dem Aspekt der Reflexion der Pflegenden der Fall ist.

Die qualitative Forschung ist durch zentrale Prinzipien gekennzeichnet, die geeignet erscheinen, an das Forschungsanliegen heranzugehen.

Die Grundhaltung der Offenheit ermöglicht nach *Lamnek* eine Exploration des zu untersuchenden Feldes, wobei sich diese Offenheit sowohl auf die Personen, die Situationen als auch auf die Methoden des Untersuchungsprozesses bezieht[143]. Gerade in Bezug auf die problematische Gewaltthematik erscheint diese Möglichkeit zur Offenheit eine Voraussetzung für den Umgang mit den Probanden. Dies wird besonders deutlich im Rahmen der durchzuführenden Interviews, die an anderer Stelle beschrieben werden.

In der qualitativen Forschung wird versucht, durch die Rekonstruktion der Wirklichkeit die typischen Einstellungen und Handlungen der an der Forschung teilnehmenden Personen zu erfassen. »*Diesen Konstitutionsprozeß von Wirklichkeit zu dokumentieren, analytisch zu rekonstruieren und schließlich durch das verstehende Nachvollziehen zu erklären, ist das zentrale Anliegen der Sozialforschung*«[144].

Dieses von *Lamnek* beschriebene Vorgehen ist das explizite Ziel der Untersuchung. Es geht darum, die Wirklichkeit der Probanden abzubilden, damit den Stimmen der Pflegepersonen Gehör zu verschaffen und diese in den Vordergrund zu stellen.

1.1 Das problemzentrierte Interview als Erhebungsmethode

Die hier dargestellte Technik zur Datenerhebung, das problemzentrierte Interview, bezieht sich laut *Witzel* auf die Erfassung von Tatbeständen und deren subjektive Verarbeitung. Vor diesem Hintergrund fiel die Entscheidung zur Datenerhebung mittels dieser Interviewform.

Das Verfahren wird von *Witzel* bewusst mit dem Adjektiv »problemzentriert« versehen, um den Bezeichnungen wie unstrukturiertes, offenes, fokussiertes, formloses, nichtgelenktes, themenzentriertes Interview ein Pendant zu bieten und tatsächlich

---

[142] Vgl. *Morse/Field* 1998, 10
[143] Vgl. *Lamnek* 1995a, 22
[144] *Lamnek*, 1995a, 25

den Anforderungen nach subjektiver Verarbeitung der gesellschaftlichen Realität gerecht zu werden[145].

Zudem fordert der Einsatz eines problemzentrierten Interviews, »*dass der Forscher nicht ohne jegliches theoretisch-wissenschaftliches Vorverständnis in die Erhebungsphase eintritt*«[146]; ein Anspruch, der mit der bisherigen Vorgehensweise konform geht.

Die Instrumente des Interviewverfahrens bestehen laut *Witzel* aus Kurzfragebogen, Leitfaden, Tonbandaufzeichnung und Postskriptum[147]. Es handelt sich bei der ausgewählten Technik des problemzentrierten Interviews um einen Kompromiss zwischen leitfadengestützten und narrativen Techniken.

Diese Arbeitsweise wird auch als halbstrukturiertes Interview bezeichnet, das dadurch gekennzeichnet ist, dass dem Befragten die Freiheit gelassen wird, eine Situation in den eigenen Worten zu schildern und die Beschreibungen zu wählen, die seinen Gedanken am ehesten entsprechen. Gleichzeitig ist aber für die Interviewerin eine Steuerung des Gesprächs durch die vorherige Formulierung der relevanten Fragen möglich[148].

Die Durchführung des problemzentrierten Interviews erfolgte anhand eines Gesprächsleitfadens[149]. Dazu wurde ein »*Leitfaden mit Fragen, deren konkrete Formulierung und Reihenfolge er* [oder sie, Anm. d. Verf.] *jedoch variieren kann*«[150] entwickelt und dieser wurde in den durchgeführten Interviews als Gedächtnisstütze und Orientierungsrahmen genutzt[151].

Witzel macht kritisch darauf aufmerksam, dass der Begriff des Leitfadens eher unzutreffend ist, »*weil hier der Gesprächsfaden des Interviewten im Mittelpunkt des Interesses steht, der Leitfaden diesen lediglich als eine Art Hintergrundsfolie begleitet*«. Wichtig ist, dass der »*leitende Faden*« dem Interviewten »*nicht aufoktroyiert*« werden darf[152].

Entsprechend wird die Gesprächsfolge nicht durch den Gesprächsleitfaden bestimmt, sondern durch den Interviewten selbst. Es wird versucht, einerseits die Orientierung am Thema zu sichern und diese andererseits mit dem Ziel des Artikulationsfreiraums zu verbinden. Der Forscher muss dem Erzählstrang des Befragten folgen, um evtl. Nachfragemöglichkeiten auch unter Berücksichtigung eines Leitfadens wahrzunehmen. Er hat ständig Entscheidungen darüber zu treffen, »*an welchen Stellen des Interviewablaufs er zur Ausdifferenzierung der Thematik sein problemzentriertes Interesse in Form von exmanenten Fragen einbringen soll*«[153]. Bei dieser Vorgehensweise

---

[145] Vgl. *Witzel* 1982, 67
[146] *Lamnek* 1995b, 75
[147] Vgl. *Witzel* 1989, 236
[148] Vgl. *Morse/Field* 1998, 90
[149] Vgl. Gesprächsleitfaden
[150] *Mayring* 2003, 48
[151] Vgl. *Witzel* 1989, 236
[152] *Witzel* 1982, 90
[153] *Witzel* 1989, 237

besteht allerdings die Gefahr des zu häufigen Unterbrechens, was während des Interviewvorgangs bewusst war.

Morse/Field weisen explizit darauf hin, dass »*die Fragen in einer logischen, möglichst auch chronologischen Reihenfolge*« anzuordnen sind und jede Fragestellung »*nur einen Aspekt des Themas enthalten*« sollte, um eine Verunsicherung des Interviewten zu vermeiden[154].

Die Fragen für das Interview wurden so gestaltet, dass Erörterungen ausgelöst wurden und die Interviewten nicht mit einem einfachen Ja oder Nein antworten konnten[155].

Die weiteren Instrumente des problemorientierten Interviews, der Kurzfragebogen, die Tonbandaufzeichnung und das Postskriptum, werden in den nachfolgenden Ausführungen erläutert.

1.2 Die Erhebungssituationen

1.2.1 Die Samplestruktur

In der vorliegenden Untersuchung wurden sechs Pflegefachkräfte interviewt, die ausschließlich auf Wohnbereichen der stationären Altenhilfe tätig sind. Um etwaige Unterschiede der Reflexionsfähigkeit in Abhängigkeit von den Berufsjahren, im Zusammenhang mit dem Geschlecht oder des Pflegeberufs aufdecken zu können, wurden die Pflegepersonen entsprechend ausgewählt.

Möglicherweise könnte durch die Beteiligung von Auszubildenden und/oder Pflegeassistenten an den Befragungen die Thematik noch vielschichtiger aufzeigt werden. Da dies aber den Rahmen der Untersuchung innerhalb dieser Arbeit überschritten hätte, wurde darauf verzichtet.

Die Stichprobenauswahl erfolgte in Orientierung an den Prinzipien der Nützlichkeit und der Angemessenheit. Es wurden möglichst effektive Erhebungen angestrebt. Die Teilnehmerinnen und Teilnehmer wurden bewusst ausgewählt, um die Wahrscheinlichkeit zu erhöhen, dass die Befragten sich bezüglich der Thematik artikulieren und kritisch auseinander setzen konnten.

»*Die Auswahl ›ad random‹ kann die Gültigkeit der Daten erheblich beeinträchtigen*«[156], wenn die per Zufallsauswahl festgelegten Interviewpartner evtl. nicht zur Kooperation bereit sind bzw. das notwendige Vertrauensverhältnis nicht vorliegt. Auch *Lamnek* verweist auf die Möglichkeit der qualitativen Forschung, durch eine gezielte Auswahl an die Probanden zu gelangen, die als geeignet erscheinen, sich mit der Forschungsfrage auseinander zu setzen[157]. »*Das theoretical sampling setzt voraus, dass der Forscher weiß, worauf er seine Aufmerksamkeit zu richten hat*«[158].

---

[154] *Morse/Field* 1998, 90
[155] Vgl. *Morse/Field* 1998, 90
[156] *Morse/Field* 1998, 79
[157] Vgl. *Lamnek* 1995a, 231
[158] *Lamnek* 1995a, 239

Insgesamt wurde versucht, die Gruppe der Interviewpartner so zusammenzustellen, dass verschiedene Personentypen involviert waren, wobei nicht ausschließlich nur sehr extrovertierte Gesprächspartner angesprochen wurden. Angesprochen wurden die Personen, bei denen das Vorhandensein der Fähigkeiten zum kritischen Denken und Auseinandersetzen mit aktuellen Themen aus dem Bereich der Pflege vermutet wurde.

Der Träger der Einrichtung und der Betriebsrat wurden über die geplanten Interviews im Rahmen der Forschungsarbeit informiert und schriftlich um die Erlaubnis gebeten, die Interviews in der Einrichtung durchführen zu dürfen. Unterschwellig wurde in der Einrichtung seitens der Leitung geäußert, dass es doch hoffentlich im eigenen Haus nicht zur Aufdeckung von Skandalen kommen würde. An dieser Stelle wurde einerseits auf die Schweigepflicht und die Anonymisierung sämtlicher Daten verwiesen und andererseits erklärt, dass zum Schutz der Probanden keine Informationen an die Leitung weitergegeben würden.

Für die Durchführung der Interviews wurden zunächst acht Pflegepersonen in der Einrichtung angesprochen und über die durchzuführende Untersuchung informiert, wobei diese unmittelbare Kontaktaufnahme nach *Witzel* ein wesentlicher Teil der Gestaltung der Untersuchungsbedingungen ist[160].
Das Thema wurde genannt, die Interviewsituation erläutert, die Notwendigkeit der Tonbandaufzeichnung erklärt und auf die Wahrung der Anonymität verwiesen. Zudem erfolgte die Zusage, dass die genannten Sachverhalte ausschließlich der Bearbeitung im Rahmen der Untersuchung dienen würden, wobei eine entsprechende Erklärung zu einem späteren Zeitpunkt vor dem Interview ausgehändigt wurde.
Nach der Bitte um Mitarbeit wurde eine Bedenkzeit von vier Tagen festgelegt, wonach sich vier Pflegepersonen bereit erklärten, an der Untersuchung teilzunehmen. Zwei Interviewpartner wurden privat angesprochen. Die jeweiligen Einrichtungen wurden auf Wunsch dieser Interviewten nicht informiert und die Interviews in einer privaten Umgebung durchgeführt.
Ein Prinzip des qualitativen Forschungsprozesses, das eng mit der später beschriebenen Kommunikativität zusammenhängt, ist das Prinzip der Naturalistizität, d. h., es wurde von mir darauf geachtet, »*dass das Prinzip der Natürlichkeit in der Erhebungssituation eingehalten wird*«[161], um zu verhindern, dass verfremdende Einflüsse auf die untersuchten Personen und das zu interpretierende Material der Kommunikationsinhalte wirken.
Abweichend von der Empfehlung, dass die Datenerhebung in der alltäglichen Umgebung des Befragten stattfindet, wurde nach *Morse/Field* den Gesprächspartnern die Wahl des Ortes und des Zeitpunkts der Befragung überlassen[162].

160 Vgl. *Witzel* 1982, 94
161 *Lamnek*, 1995b, 201
162 Vgl. *Morse/Field* 1998, 86

Tabelle 3: Strukturmerkmale der Interviewpartner (IP).

Interviewpartnerin/Interviewpartner	Anzahl der Berufsjahre als Pflegefachkraft	Geschlecht
IP 1	5	Weiblich (w)
IP 2	10	Weiblich (w)
IP 3	10	Männlich (m)
IP 4	2	Weiblich (w)
IP 5	5	Männlich (m)
IP 6	24	Weiblich (w)

In Tabelle 3 sind die Daten der Probanden angeordnet. Bezug nehmend auf die Hinweise von *Morse/Field*, die Identifizierungsmöglichkeiten so gering wie möglich zu halten, wurden »*kondensierte demografische Informationen*«[163] zusammengestellt.

1.2.2 Die Technik der Gesprächsführung

Fand das Interview in der Einrichtung statt, stellte diese Räume zur Verfügung, in denen eine ungestörte Arbeitsatmosphäre gesichert war.

Vor Beginn des Vorhabens wurden die Interviewpartner darüber aufgeklärt, dass die Teilnahme auf der Basis der Freiwilligkeit geschieht und zu jedem beliebigen Zeitpunkt des Interviews die Beantwortung abgelehnt werden kann[164]. Ergänzend wurde den Teilnehmern der Studie ein Schreiben ausgehändigt, in dem die Anonymisierung zugesichert und zugleich das Einverständnis zur Studie schriftlich gegeben wurde.

Zum Einstieg wurde das Instrument des Kurzfragebogens eingesetzt, um durch die Aufnahme der demografischen Daten einen Gesprächseinstieg und ein erstes In-Gang-Setzen einer Erzählsequenz zu ermöglichen. Die zweite Funktion des Kurzfragebogens war es, diese Frage-Antwort-Sequenz im eigentlichen Interview zu vermeiden, da die Problemorientierung dadurch gestört werden kann[165].

Im weiteren Verlauf wurde versucht, eine narrative Gesprächsstruktur aufzubauen. Der Inhalt konnte zwar von den Befragten geprägt werden, es erfolgte aber bereits hier das Abstecken des angestrebten problemorientierten Rahmens[166].

Vier der sechs Interviewpartner baten darum, dass Fragen gestellt wurden. Dieser Bitte wurde stattgegeben.

Die Interviews wurden auf ein Tonbandgerät aufgezeichnet, sodass später die Möglichkeit bestand, jederzeit auf den Gesprächsverlauf zuzugreifen. Zudem konnte sich die Forscherin direkt auf das Gespräch konzentrieren, Blickkontakt halten und »*gleichzeitig situative und nonverbale Elemente beobachten*«[167]. Die Aufzeichnung

---

[163] *Morse/Field* 1998, 170
[164] Vgl. *Morse/Field* 1998, 79
[165] Vgl. *Witzel* 1989, 236
[166] Vgl. *Witzel* 1982, 96
[167] *Witzel* 1982, 91

des Interviews rief bei einzelnen Interviewpartnern Unsicherheit hervor, die sich aber im Laufe des Gesprächs abbaute.

Um zusätzliche Sachverhalte zu erfassen, empfiehlt *Witzel* ergänzend zur Dokumentation der Daten die Durchführung einer Postkommunikationsbeschreibung, auch als Postskriptum bezeichnet. Dadurch können im Nachhinein die Rahmenbedingungen der Erhebungs- und Auswertungssituation erfasst werden. Die Anfertigung des Postskriptums macht den Forscher sensibler für die jeweiligen situativen Begebenheiten[168]. Im Postskript wurden alle Sachverhalte festgehalten, die vor und nach dem Interview von den Befragten geäußert wurden. Eher unerwartet traten deutliche Anzeichen von Aufregung auf, die auch verbalisiert wurden. Drei der sechs Probanden überzeugten sich trotz schriftlicher Versicherung nochmals mündlich von der Anonymisierung, was u. a. in das Postskriptum aufgenommen wurde.

Es wurde zunächst ein Pretest durchgeführt, um einerseits die Gesprächstechnik und andererseits den Umgang mit dem Gesprächsleitfaden zu erproben. Da der im Pretest eingesetzte Leitfaden und das durchgeführte Interview sich als brauchbar erwiesen, wurde dieses Gespräch in die Auswertung integriert.

Schon beim ersten Interview war der Eindruck zu gewinnen, dass viel Gesprächsbedarf mit der Thematik verbunden ist. Schwierig wurde es insofern, als es galt, die im Leitfaden postulierten Fragestellungen im Blick zu behalten und abzuwägen, an welcher Stelle evtl. zur Ausdifferenzierung der Thematik eingegriffen werden kann, ohne eine Unterbrechung des Erzählflusses hervorzurufen.

Insgesamt wurde immer wieder versucht, die von *Morse/Field* postulierten Merkmale für ein gutes Interview in die Situation einzubringen. Ein guter Interviewer hört zu, ist aufmerksam, konzentriert, erweckt den Anschein, routiniert vorzugehen, kann abwarten, kann Augenblicke des Schweigens aushalten, hetzt den Befragten nicht, vermeidet das Einbringen von wissenschaftlicher Sprache und begnügt sich mit einer eher passiven Rolle.

Die passive Rolle wurde aber in dem Moment aufgegeben, wenn sich ein längeres Schweigen ausbreitete. Durch die Zusammenfassung der letzten Aussagen wurde versucht, den Redefluss wieder anzustoßen, obwohl dies nach *Morse/Field* vermieden werden sollte[169].

Ein Merkmal der qualitativen Forschung ist das Prinzip der Kommunikativität, ein Aspekt, der bezüglich der Thematik in den Interviews gewünscht und angestrebt wurde. Um die Realität der Probanden zu erfassen wurde versucht, alltagsähnliche Kommunikationsstrukturen herzustellen, um an das Ausgangsmaterial für die Untersuchung zu gelangen[170].

---

[168] Vgl. *Witzel* 1982, 91 f.
[169] Vgl. *Morse/Field* 1998, 91 f.
[170] Vgl. *Morse/Field* 1998, 86

Zusammenfassend ist nach der Durchführung aller Interviews festzustellen, dass die Ratschläge sich als sehr nützlich erwiesen, dass souveränes und sicheres Verhalten aber erst mit der Durchführung mehrerer Interviews mit verschiedenen Interviewpartnern und evtl. auch zu unterschiedlichen Themenbereichen zu erlangen ist.

Insgesamt wurden an die Interviewerin hohe Anforderungen gestellt, besonders im Hinblick auf den angestrebten offenen und flexiblen Umgang mit den Interviewten. Eine weitere Komponente war die Entwicklung eines Vertrauensverhältnisses, um die Kommunikation und Reflexion sowie die Kooperationsbereitschaft der Interviewten zu fördern[171].

Der Schlüssel für eine angenehme Atmosphäre, die die Gesprächsbereitschaft des Interviewten fördert, ist ein empathischer, wertschätzender Umgang mit dem Interviewten. Wichtig ist es zu erwähnen, dass die teilnehmenden befragten Pflegepersonen es als angenehm darstellten, über dieses wichtige Thema einmal sprechen zu können. Vor allem war so etwas wie Stolz zu bemerken, dass ihre individuellen Erfahrungen und Einstellungen gefragt waren und Gegenstand einer Untersuchung werden sollten.

---

[171] Vgl. *Witzel* 1982, 73 f.

2 Die Datenauswertung

2.1 Die Regeln der Transkription

Vor der Auswertung wurden die Tonbandaufnahmen vollständig transkribiert, da dies eine Voraussetzung für die Bearbeitung der Inhalte ist. Das auf dem Datenträger befindliche Material wurde »*in eine lesbare Form*« gebracht[172]. Bei der Verschriftlichung wurden die von *Mayring* postulierten Regeln beachtet[173], Auffälligkeiten wie Lachen, Räuspern und Ähnliches wurden in Klammern [ ] gesetzt. Bei Pausen und Stockungen wurde ein Gedankenstrich in Klammern verwendet (–), längere Unterbrechungen wurden als solche gekennzeichnet [Überlegt lange], die Fragen der Interviewerin wurden mit ›F‹, die Aussagen der Interviewpartner mit ›IP‹ gekennzeichnet. Bereits in dieser Phase wurden Namen und die Identifizierung fördernde Informationen anonymisiert[174].

2.2 Die qualitative Inhaltsanalyse als Auswertungsmethode

Zur Auswertung der erhobenen und transkribierten Materialien wurde das Verfahren der zusammenfassenden qualitativen Inhaltsanalyse nach *Mayring* ausgewählt.
Das Ziel und die Möglichkeiten der Inhaltsanalyse liegen darin, Materialien, die aus einer Art der Kommunikation stammen, zu analysieren. Primär ist die qualitative Inhaltsanalyse eine Methode zur Auswertung von bereits fertigem sprachlichem Material[175]. Besonders durch die Methode der zusammenfassenden qualitativen Inhaltsanalyse wird eine optimale Reduktion des Materialumfangs durch die Kategorienbildung erreicht[176].
Das Ziel der Vorgehensweise ist es, »*das Material so zu reduzieren, daß die wesentlichen Inhalte erhalten bleiben*« und durch die Methode der Abstraktion »*einen überschaubaren Corpus zu schaffen, der immer noch Abbild des Grundmaterials ist*«[177]. Das zu untersuchende Material wird »*nicht mit dem Material äußerlichen, vom Forscher vorab entwickelten theoretischen Kategorien ›traktiert‹, sondern diese entwickeln sich als Interpretationen aus dem Material*«[178].

---

[172] *Lamnek* 1995b, 108
[173] Vgl. *Mayring* 2003, 49
[174] Vgl. Lamnek 1995b, 108
[175] Vgl. *Mayring* 2003, 46
[176] Vgl. *Mayring* 2003, 74
[177] *Mayring* 1989, 193
[178] *Lamnek* 1995b, 199

2.2.1 Allgemeine Charakteristika der qualitativen Inhaltsanalyse

Mayring sieht die Stärke der qualitativen Inhaltsanalyse im Vergleich zu anderen qualitativen Verfahren darin, dass »*die Analyse in einzelne Interpretationsschritte zerlegt wird, die vorher festgelegt werden. Dadurch wird sie für andere nachvollziehbar und intersubjektiv überprüfbar, dadurch (...) wird sie zur wissenschaftlichen Methode*«[179].

Die ersten Schritte des allgemeinen inhaltsanalytischen Ablaufmodells sind die Festlegung des Materials inklusive Stichprobenumfang und -auswahl und die Analyse der Entstehungssituationen. Diese Inhalte wurden bereits im Themenkomplex der Datenerhebung beschrieben. Auch die nächsten Schritte, die Beschreibung der formalen Charakteristika des Materials, die Richtung der Analyse, die theoretische Differenzierung der Fragestellung und die Festlegung der Analysetechnik und des entsprechenden Ablaufmodells, wurden bereits dargestellt.

Nach der Definition der Analyseeinheiten und der zusammenfassenden qualitativen Analyse mittels Kategoriensystem fordert *Mayring* die Rücküberprüfung des erarbeiteten Kategoriensystems an Literatur und Material, die Interpretation der Ergebnisse in Orientierung an der Forschungsfrage und die Anwendung der inhaltsanalytischen Gütekriterien[180].

Im Folgenden werden sowohl die Definition der Analyseeinheiten als auch das Arbeiten mittels Kategoriensystem detaillierter beschrieben, um die Vorgehensweise nachvollziehbar zu machen.

2.2.2 Die Systematik der Auswertungstechnik

Charakteristisch bei der Auswertungsmethode ist das systematische, regelgeleitete und theoriegeleitete Vorgehen. »*Diese Regelgeleitetheit ermöglicht es, daß auch andere die Analyse verstehen, nachvollziehen und überprüfen können*«[181].

Die Gesamtbearbeitung erfordert also eine Vorgehensweise, wobei der Informationskomplex in einzelne Schritte zergliedert und mit Verfahrensregeln ausgestattet wird, sodass im Ergebnis eine systematische Technik erreicht wird[182].

Die folgenden, von *Mayring* aufgestellten Interpretationsregeln wurden in dieser Studie konsequent bei der gesamten Vorgehensweise umgesetzt. Bei der Paraphrasierung wurde darauf geachtet, dass die Textstellen mit ausschmückenden, wiederholenden oder verstärkenden Wörten bereits hier gestrichen und die aussagekräftigen Textpassagen auf eine einheitliche Sprachebene und eine grammatikalische Kurzform gebracht wurden.

In der zweiten Phase, der Phase der Generalisierung, wurde das Abstraktionsniveau zuvor festgelegt. Ziel dieses Schritts war es, zu möglichst allgemeinen, aber fallspezifischen Reflexionen bzgl. der Gewaltthematik zu gelangen. Dabei wurde darauf geachtet, dass die definierte Abstraktionsebene noch die ursprünglichen Aussagen

---

[179] *Mayring* 2003, 53
[180] Vgl. *Mayring* 2003, 54
[181] *Mayring* 2003, 12
[182] Vgl. *Mayring* 1989, 194

enthielt. Die im ersten Schritt ermittelten Paraphrasierungen wurden auf das festgelegte Abstraktionsniveau generalisiert[183].

In der Phase der ersten Reduktion wurden die generalisierten Paraphrasen innerhalb einer Auswertungseinheit gestrichen, die die gleiche Bedeutung beinhalten und auf dem neuen Abstraktionsniveau nicht als wesentlich erachtet werden. Es wurden jene Generalisierungen übernommen, die »*weiterhin als zentral inhaltstragend erachtet werden (Selektion)*«[184]. Das Zusammenfassen von Generalisierungen mit ähnlicher Aussage (Bündelung) und das Zusammenfassen mehrerer, sich ergänzender Generalisierungen zu einem Gegenstand mit neuer Aussage (Konstruktion und Integration) waren die wesentlichen nächsten Arbeitsschritte. Daraus entstand eine Auflistung von fallspezifischen Kategorien als Ergebnis des ersten zusammenfassenden Durchgangs.

Die fallspezifischen Kategorien wurden durchnummeriert und in der Phase der zweiten Reduktion weiter bearbeitet[185].

Zu diesem Zweck wurde ein neues, höher angesetztes Abstraktionsniveau festgelegt. Ziel dieses Schritts war es, über die bisher erarbeiteten, fallspezifischen Aussagen mit den individuellen Schilderungen der einzelnen Pflegepersonen zu fallübergreifenden, allgemeinen Einschätzungen zu finden[186].

Zu diesem Zweck wurden die Kategoriensysteme über die bekannten Methoden der Generalisierung, Selektion, Bündelung, Konstruktion und Integration bearbeitet.

Während dieser chronologisch ablaufenden Schritte erfolgte die ständige Rücküberprüfung des zusammenfassenden Kategoriensystems am Ausgangsmaterial[187].

---

[183] Vgl. *Mayring* 2003, 62
[184] *Mayring* 2003, 62
[185] Vgl. *Mayring* 2003, 62
[186] Vgl. *Mayring* 2003, 71
[187] Vgl. *Mayring* 2003, 60

3 Gütekriterien der qualitativen Sozialforschung

Um die wissenschaftliche Qualität von qualitativen Untersuchungen zu beurteilen, stehen vier Kriterien im Vordergrund. Zu diesen Beurteilungskriterien zählen die Folgerichtigkeit, die Glaubwürdigkeit, die Angemessenheit und der Aspekt der Übereinstimmung[188].

Um dem Kriterium der Folgerichtigkeit gerecht zu werden, wird versucht, die Logik der Studie nachvollziehbar darzustellen.

Dies beginnt mit der Darlegung des Forschungsinteresses und erstreckt sich über die Entwicklung der Forschungsfrage, die Darstellung der Methoden der Datenerhebung bis hin zur detaillierten Explikation der verwendeten Auswertungsmethode inklusive der verschiedenen Analyseschritte.

Der wichtigste Teil der Arbeit ist die ausführliche Beschreibung der erarbeiteten Kategorien. Um »*den Stimmen der Informanten selbst Gehör zu verschaffen*«[189], werden Originalzitate der Probanden eingefügt. Dem schließt sich die Interpretation der Befunde an.

Die detaillierte Darstellung aller Schritte zielt darauf ab, dem Anspruch auf Nachvollziehbarkeit und Folgerichtigkeit gerecht zu werden. Vor allen Dingen ist es wichtig, dass die Leser dieser Studie die Ausführungen verstehen und eine gewisse Plausibilität erkennen[190].

Die Glaubwürdigkeit bezieht sich auf die »*Korrektheit der Befunde aus der Sicht der TeilnehmerInnen und anderer Mitglieder der Disziplin*«[191]. Es besteht grundsätzlich die Möglichkeit, zur kommunikativen Validierung der erhobenen Daten die Befragten nochmals zu kontaktieren, damit der Wahrheitsgehalt der Aussagen beurteilt und bestätigt wird. Auf diese Vorgehensweise wurde in der vorliegenden Studie verzichtet. Stattdessen wurde intensiv an den transkribierten Texten gearbeitet, sodass der Eindruck entstand, für die subjektiven Aussagen und Erfahrungen ein tieferes Verständnis entwickelt zu haben[192].

Zusätzlich wurde eine zweite Möglichkeit der Validierung genutzt. Im Sinne der Validierung durch weitere Mitglieder der Scientific Community erfolgte die Auswertung in enger Zusammenarbeit mit einer Pflegeforscherin, die zeitgleich ein ähnliches Forschungsdesign einsetzte.

---

[188] Vgl. *Liehr/Taft-Marcus* 1996, 312 f.

[189] *Morse/Field* 1998, 168

[190] Vgl. *Liehr/Taft-Marcus* 1996, 313

[191] *Liehr/Taft-Marcus* 1996, 313

[192] Vgl. *Stemmer* 2001, 70

Zahlreiche Zwischenergebnisse wurden miteinander diskutiert und kritisch hinterfragt. Die Korrektheit der Befunde konnte letztendlich durch eine »*intersubjektive Übereinstimmung*«[193] bzw. eine »*Intercoderreliabilität*«[194] bestätigt werden.

Die Glaubwürdigkeit wurde zudem dadurch unterstützt, dass die durchgeführten Interviews von der Interviewerin selbst wortwörtlich transkribiert wurden und dadurch evtl. Fehlinterpretationen durch Außenstehende vermieden werden konnten. Die Überprüfbarkeit der Transkripte und der Originalzitate wird durch das Aufbewahren der Dokumentationsunterlagen gesichert.

Das Gütekriterium der Angemessenheit beinhaltet die »*Genauigkeit bei der Wiedergabe der Wirklichkeit von TeilnehmerInnen*«[195]. Die Realität der Beteiligten wird exakt beschrieben, um anderen Forschern die Möglichkeit zu geben, die Relevanz der Untersuchungsergebnisse für ihre eigene Arbeit einzuschätzen.
Der Angemessenheit der Studie wurde zudem dadurch Rechnung getragen, dass die Pflegenden als Teilnehmer ausgewählt wurden, die in der Lage waren, ihre Erfahrungen in Worte zu fassen[196].
Ein weiteres Merkmal der Angemessenheit bezieht sich nach *Liehr/Taft-Marcus* darauf, inwiefern sich die Ergebnisse auf andere Bereiche außerhalb der Studie übertragen lassen.
Zu diesem Aspekt der Angemessenheit kann an dieser Stelle keine Aussage getroffen werden, da dies weitere Studien hinsichtlich des Phänomens, z. B. im Bereich der Krankenpflege, voraussetzen würde. Von einer Übertragbarkeit der Ergebnisse kann zunächst nicht ausgegangen werden, da im Rahmen dieser Arbeit einerseits nur ein Bereich der Erhebung ausgewählt wurde[197] und andererseits nur sechs Interviewteilnehmer involviert waren.
Das Ziel einer qualitativen Forschungsarbeit ist es, zu einer Datensättigung zu gelangen. Dieser Punkt ist erreicht, wenn keine neuen Informationen mehr erhoben werden und eine weitere Befragung an diesem Punkt nicht mehr zu neuen Erkenntnissen führt[198]. Obwohl die Reflexionsinhalte sehr breit angelegt sind und es z. T. zu mehreren Überschneidungen der Aussagen kommt, ist dennoch nicht von einer Datensättigung in dieser Untersuchung auszugehen.

Von Übereinstimmung wird in dem Moment gesprochen, wenn deutlich wird, dass die oben beschriebenen Gütekriterien beachtet wurden.

---

[193] *Streubert* 1996, 560
[194] *Mayring* 2003, 110
[195] *Liehr/Taft-Marcus* 1996, 313
[196] Vgl. *Streubert* 1996, 562
[197] Vgl. *Morse/Field* 1998, 212
[198] Vgl. *LoBiondo-Wood/Haber* 1996, 567

4 Ethische Aspekte der Forschungsarbeit

Pflegeforschung ist gehalten, grundlegende ethische Prinzipien zu beachten. Die Achtung vor der Person ist der erste Aspekt, der berücksichtigt wurde. Den teilnehmenden Befragten wurde verdeutlicht, dass die Selbstbestimmung im Vordergrund steht und die Befragung zu jeder Zeit abgebrochen oder die Beantwortung abgelehnt werden kann, ohne dass der Betroffene mit Konsequenzen zu rechnen hat.
Es war in dieser Studie ein wichtiges Anliegen, die freiwillig an der Forschung teilnehmenden Pflegepersonen fair und gerecht zu behandeln.

Dem Aspekt des Wohlwollens wurde insofern Rechnung getragen, als dass keinem Beteiligten Schaden zugefügt wurde. Dies wurde erreicht, indem die Aussagen anonymisiert und nicht an Außenstehende weitergetragen wurden[199]. Zudem begann erst in dem Moment die Erhebung, als auch die Beteiligten durch Unterschrift der Befragung zustimmten.

Auch die »*Verpflichtung, sich wirklich nur an die Daten zu halten und die Ergebnisse so zu interpretieren, daß die Wirklichkeit der TeilnehmerInnen genau wiedergegeben wird*«[200], wurde als ein Prinzip für die gesamte Arbeit festgelegt und entsprechend berücksichtigt.

Im dritten Teil folgt die Darstellung der Ergebnisse bzw. der durch die Analysemethode entwickelten fallübergreifenden Kategorien.

---

[199] Vgl. *Jackson* 1996, 358
[200] *Liehr/Taft-Marcus* 1996, 311

Teil III
Darstellung der Forschungsergebnisse

Die Gewalt in der Pflege ist, wie es die folgenden Auswertungen der Untersuchung zeigen, ein Phänomen, das einen festen Bestandteil im Pflegealltag darstellt.

Die verschiedenen Schwerpunkte der Forschungsergebnisse werden in einzelne Themenbereiche unterteilt. Innerhalb dieser Gliederung werden die aus der fallübergreifenden Arbeit entstandenen Ergebniskategorien dargestellt und mit entsprechenden Originalzitaten der verschiedenen Probanden belegt, wobei sich die Zitate optisch *(kursiv gedruckt)* von den anderen Ausführungen abheben.

Beim Einfügen dieser Zitate wird das von *Stemmer* praktizierte System der Kennzeichnung der Zitate aus den Interviews übernommen: »*Jeder Belegstelle ist ein Kürzel angehängt, in dem die Nummer des Interviews angegeben wird, aus dem der Textausschnitt stammt, das Geschlecht der zitierten Person und die Seite, auf der der Auszug im Transkript wiederzufinden ist*«[201].

An dieser Stelle wird darauf hingewiesen, dass die Transkripte teilweise redigiert in die Ergebnisdarstellung übernommen werden. Um die Botschaften der Interviewten verständlicher zu machen, werden teilweise kleinere Abschnitte aus dem Transkript entfernt, was durch drei Punkte (...) verdeutlicht wird. Diese Vorgehensweise erfolgt in Anlehnung an *Morse/Field*. Sie weisen explizit darauf hin, dass die Wirkung der Ergebnisse auf die Leser nicht durch die Übernahme unredigierter Textpassagen erhöht wird, sondern eher das Gegenteil einzutreten droht[202]. Des Weiteren werden auftretende Grammatikfehler in den Zitaten der Interviewten[203] nicht verändert und entgegen der Ausführungen von *Morse/Field* nicht gekennzeichnet.

---

[201] *Stemmer* 2001, 71

[202] Vgl. *Morse/Field* 1998, 169

[203] Die Begriffe Interviewte, Interviewpartnerin, Gesprächspartnerin, Probandin, Teilnehmerin oder Befragter werden im Weiteren synonym eingesetzt.

1 Gewaltthematik in Theorie und Praxis

Die Interviewten beschäftigen sich mit dem unterschiedlichen Stellenwert der Gewaltthematik in der Aus- und Weiterbildung und in der Pflegepraxis.

Auseinandersetzung mit Gewaltthematik erst im Pflegealltag
Die Ausführungen zeigen auf, dass das Thema der Gewalt in der Ausbildung eher einen geringen Stellenwert besitzt, es »... *war eigentlich kein großes Thema ... Wurde eigentlich nirgendwo stark abgehandelt, also nur ganz kurz am Rande, dass es es gibt und die Formen, aber sonst eigentlich kein großes Lernthema als solches in der Ausbildung*« (1w, S. 1).
An anderer Stelle wird festgestellt, dass während der Ausbildung der Eindruck vermittelt wird, dass die Thematik gegenwärtig nicht mehr aktuell ist und somit kaum zum Gegenstand des theoretischen Unterrichts wird. »... *sodass man eigentlich nur erfuhr, dass es wohl vor Jahren, sagen wir mal vor 20 Jahren dann wohl, durchaus auch zu Handgreiflichkeiten kam gegenüber den Bewohnern. Das haben wir eigentlich so mehr oder weniger als abgehakt angesehen. Also, das Thema wurde nur sehr begrenzt angerissen*« (5m, S. 1).
Eine Ausnahme ist eine Probandin, die davon berichtet, dass sie sich während einer Weiterbildung sehr intensiv damit auseinander setzte. »*Es wurde in dem Rahmen intensiv behandelt. Also es war, wie ich mich erinnern kann, ein Block. Da waren bestimmt vier oder fünf Unterrichtseinheiten ...*« (2w, S. 1).

Überwiegend kommen die Teilnehmer zu dem Fazit, dass Gewalt erst im beruflichen Alltag deutlich wird. »*Tja, ich beschäftige mich eigentlich jeden Tag damit*« (4w, S. 1). »*Und (–) ich habe mich natürlich im Rahmen meiner Arbeit hier für mich selber damit auseinander gesetzt. Und es vergeht eigentlich keine Woche, ohne dass ich gedanklich das Thema streife*« (2w, S. 1). Es wird einheitlich geäußert, dass der erste wirkliche Kontakt erst mit dem Eintritt in die Pflege geschieht, dass zuvor dem Sachverhalt in der Theorie keine große Bedeutung beigemessen und er eher als nicht existent betrachtet wurde. »... *außerhalb der Praxis habe ich mich noch nicht mit Gewalt beschäftigt. Ich habe das vorher nicht gekannt. Ich kenne das eigentlich erst seit meiner, seit ich arbeite. (–) Ich habe mir da früher nie Gedanken drüber gemacht, ob es Gewalt in der Pflege gibt oder nicht*« (4w, S. 2).
Die ersten kritischen Erfahrungen in der Pflege, die aber zunächst nicht als Gewalt definiert wurden, sammelte ein Interviewpartner während seines Zivildienstes, »... *als ich ... als junger Kerl und ohne jegliche Vorerfahrung im Altenheim gearbeitet habe, mit Gemeinheiten [betont] der Pflegekräfte gegenüber alten Menschen auseinander setzen müssen*« (3m, S. 1). Zwecks Verarbeitung der Eindrücke hat er diese »... *in so 'ner Art Zivildiensttagebuch festgehalten*« (3m, S. 1). Er stellt fest, dass dies seine erste Konfrontation mit Gewalt ist.
Die Konfrontation der Pflegenden mit dem Aspekt der Gewalt veranlasst sie zu sehr differenzierten Aussagen zu ihrem pflegerischen Alltag.

2 Gewalt gegen alte Menschen als Teil des pflegerischen Alltags

Die Pflegenden berichten von einer ständigen Präsenz von Gewalt bei zahlreichen pflegerischen Interventionen und zeigen auf, dass die Durchführung der erforderlichen pflegerischen Maßnahmen nach eigener Einschätzung häufig mit einer Einschränkung der Bedürfnisse des alten Menschen einhergeht. Kritisch reflektiert wird zudem der Umgang mit den Gewaltphänomenen in seiner ganzen Komplexität.

2.1 Definitorische Unklarheiten des Gewaltbegriffs

Die Interviewpartner äußern individuelle Gedanken und Schwierigkeiten in der Auseinandersetzung mit der Thematik. Unklar und unbeantwortet bleibt für alle Pflegenden gleichermaßen die Frage, wo Gewalt beginnt und wo sie endet.

Das mit den Grenzen ist so was von unklar

Was zählt überhaupt zu Gewalt? Wie kann Gewalt definiert werden? Diese Fragen stellen sich die Interviewten. Dass das Thema der Gewalt *»… ja ein ganz breites Feld ist. Wo fängt es an? Wo hört es auf? Das mit den Grenzen ist so was von unklar« (2w, S. 1)*.

Eine Befragte schildert die Pflegesituation, in der ein alter Mensch aggressiv auf sie zugeht oder versucht sie zu schlagen und sie fragt sich: *»Ist das jetzt schon Gewalt oder nicht, wenn ich die Hand festhalte? Und zugreife und sage: ›Jetzt nicht‹. Das ist so 'ne ambivalente Sache eigentlich, gell« (1w, S. 1)?*

»… ist es schon körperliche Gewalt, wenn einer einen Bewohner grob anfasst, ihn zwingt, Medikamente einzunehmen, die er nicht einnehmen will« (3m, S. 2)?

Der Umgang mit den von den Interviewten subjektiv hinterfragten Gewaltsituationen ist schwierig. *»Wie weit darf ich gehen? Was kann ich tun« (6w, S. 5)?* Geschildert werden die zahlreichen Situationen, in denen alte Menschen keine Körperpflege selbst durchführen möchten oder die Hilfestellung dazu verweigern. *»Was soll ich jetzt machen? Soll ich sagen, der hat seinen Willen oder sein Wille ist, nicht gewaschen zu werden? Was mach' ich? Lass' ich ihn jetzt so? Oder wie verhalte ich mich da« (6w, S. 5 f.)?*

In den Aussagen wird eine ständige Ungewissheit hinsichtlich der eigenen Handlungsweisen deutlich, und es stellt sich die Frage, wie damit umgegangen werden kann: *»Weil ich nicht wusste, was mache ich hier. Mach' ich's richtig, mach' ich's falsch? Keiner da, wo man das mal besprechen konnte. Und das ist, ja, das ist für mich so dieser Druck [ganz leise Stimme]« (6w, S. 6).*

Trotz aller geschilderter Ambivalenz präzisieren die Interviewten dennoch Aussagen bezüglich der Gewalt im Pflegealltag. Das zunächst noch kritische Hinterfragen der Grenzen der Gewalt entwickelt sich zu der Feststellung, dass Gewalt im Pflegealltag existiert.

Gewalt gegen alte Menschen kommt im Pflegealltag vor

Es wird einstimmig festgestellt, dass Gewalt alltäglich ist, »*... aber man muss dann doch differenzieren zwischen bestimmten Situationen*« *(1w, S. 1)*.
Eine Befragte bringt die Kernaussage aller Teilnehmer auf den Punkt: »*Für mich gehört zu Gewalt jede Handlung oder alles, was einem Bewohner oder einer Bewohnerin aufoktroyiert wird, ohne dass sie dem zustimmt. Wobei die Zustimmung auch nonverbal erfolgen kann*« *(2w, S. 2)*. Es wird von einer generellen Gewalt gesprochen, wenn die Pflegeperson »*... über den Willen eines Bewohners bestimmt*« *(1w, S. 3)*. Gewalt gegenüber einem Bewohner liegt in dem Moment vor, wenn »*... man ihn nicht als eigenständigen Menschen behandelt, sondern eben einfach über bestimmte Situationen in dem Moment bestimmt und entscheidet*« *(1w, S. 3)*.
»*Man tut ja eigentlich ... Gewalt ausüben in dem Sinne, dass man ihm seinen Willen nicht lässt. Ja*« *(1w, S. 2)*?
Es wird die Vermutung aufgestellt, dass die psychische Gewalt die körperliche Gewalt überwiegt. »*... meine persönliche Meinung ist, dass es durchaus noch Gewalt in der Pflege gibt. Das vielleicht nicht mehr auf handgreiflicher Ebene, aber eher auf psychischer Ebene*« *(5m, S. 1)*.
Eine andere Pflegende äußert etwas abweichend ihren Verdacht, dass körperliche Gewalt »*... mit Sicherheit auch in der Pflege vorkommt*« *(6w, S. 2)*.

2.2 Gewaltausübung durch Pflegende und weitere Betreuungspersonen

Die Probanden berichten von verschiedenen Formen von Gewalt, die von Pflegepersonen und Ärzten ausgeübt werden.

Körperliche Übergriffe und fehlerhafte Pflege

Dem Komplex der körperlichen Gewalt werden von einigen Teilnehmern exemplarisch Schläge, mangelhafte Lagerungen und grobes Anfassen zugeordnet, wobei ein Teilnehmer sich fragt, ob es vielleicht sogar körperliche Gewalt ist, wenn man, wie bereits oben angesprochen, »*... einen Bewohner ... zwingt, Medikamente einzunehmen, die er nicht einnehmen will*« *(3m, S. 2)*.
Dieser Teilnehmer überdenkt verschiedene Differenzierungsmöglichkeiten: »*Wenn ... bei der Inkontinenzversorgung einer dementen Frau, die das in Angst und Schrecken versetzt hat, ... der wurden dann die Hände festgehalten, weil die sonst um sich geschlagen hat. Auch das ist ja sicherlich irgendeine Form von körperlicher Gewalt ...*« *(3m, S. 2)*.
Als weitere Form der körperlichen Gewalt wird das grobe Anfassen genannt, »*... dass man den Bewohner etwas unsachgemäß anfasst, z. B. im Rahmen der Körperpflege ...*«, oder dass »*... jemand aufs Bett zurückgestumpt*« *(5m, S. 2)* wird.
Einige der folgenden Schilderungen basieren auf Hörensagen oder Vermutungen bzw. werden nicht durch entsprechende Aussagen bestätigt. »*Was mir spontan eben einfällt, dass erst mal wirklich Gewalt in dem Sinne, dass massive, z. B. also Schläge oder irgendwie, dass das vorkommt gegenüber dem Bewohner*« *(1w, S. 2)*.

Eine Pflegende gibt an, dass Hämatome entdeckt wurden und die Teammitglieder *»... wussten nicht, woher sie kommen«* (2w, S. 6).

Solche Entdeckungen veranlassen zu der Aussage: *»Es gibt offensichtlich Gewalt, aber da, die die die, die wird versteckt«* (5m, S. 4). Es werden Begebenheiten mitgeteilt, dass *»... man kommt und sieht, dass die blaue Flecken am Körper haben und (–) kein Mensch weiß, wie die sich die zugefügt haben«.* Daraus resultiert für diesen Befragten die Erkenntnis: *»Es gibt ... Bewohner, da weiß man ganz klar, die können ohne Hilfe von außen sich nicht innerhalb des Bettes bewegen, von daher muss es von außen kommen«* (5m, S. 4).

Neben den versteckten Gewaltzeichen verbreiten sich im Pflegealltag Geschichten rund um die Thematik. *»Ich habe es persönlich nach der Ausbildung einmal aus Erzählungen her gehört, dass also eine Mitarbeiterin 'ner Bewohnerin, die sehr aufgebracht war, links und rechts eine gegeben hat, also ins Gesicht geschlagen hat, aber das auch nur aufgrund von Erzählungen«* (5m, S. 2).

Eine Schilderung stammt aus einem Praxiseinsatz innerhalb der Ausbildung *»... in der geschlossenen Alterspsychiatrie«*, während dem erzählt wurde, dass ein bestimmter, dort noch angestellter Pfleger *»... schon einmal einen Bewohner geschlagen«* habe (3m, S. 2).

Es gibt aber auch den etwas anderen Blickwinkel, dass Schläge in der Pflege nicht zum Alltag gehören: *»Also, wenn jemand geschlagen würde, das habe ich noch nie erlebt«* (4w, S. 5).

Die Aufzählungen hinsichtlich körperlicher Gewalt schließen mit dem Sachverhalt der schmerzhaften, mangelhaften Lagerung: *»Zu körperlicher Gewalt zählt für mich auch z. B. eine mangelhafte Lagerung, sodass der Bewohner oder die Bewohnerin Schmerzen erleidet dadurch«* (2w, S. 2).

Betreuungsentzug

Dieser Aspekt der Gewalt wird ebenfalls aufgezeigt, wobei Vernachlässigung in Form von Betreuungsentzug von einem Pflegenden als psychische Gewalt bezeichnet wird. *»Die psychische Gewalt ..., dass man auf Betreuungsentzug ganz klar zurückgreift, wo ein Stück weit Machtverhalten dabei ist, ja? Ja, das denke ich, ist schon ein starker Faktor, der Betreuungsentzug [lange Pause]... oder Vernachlässigung oder wie man es nennen mag«* (5m, S. 2 f.). Der Betroffene schildert das Verhalten einer dementen Bewohnerin, die kontinuierlich Kontakt mit den Pflegenden aufnimmt, wobei die Bewohnerin und ihr Anliegen bewusst ignoriert werden: *»... aufgrund unserer anderen Tätigkeiten, die wir so im Alltag haben, sie eigentlich untergeht und Wünsche und Bedürfnisse bei ihr zu kurz kommen und wir sie auch bewusst ablehnen und einfach sagen: ›Wir haben jetzt keine Zeit für sie‹«* (5m, S. 3). Diese Form der Machtausübung ist für den Betroffenen ein Zeichen von Gewalt. Diese Sichtweise wird geteilt: *»Ja, seelische Gewalt* [gibt es, Anm. d. Verf.] *ständig«* (2w, S.6).

Verbale Ausfälle und Übergriffe

Bei den Erläuterungen wird von einer notwendigen Abgrenzung zwischen körperlicher und verbaler Gewalt gesprochen. »*... also sicherlich gibt es ja eine Abgrenzung zu ... solcher Gewalt durch Worte hin zu einer körperlichen Gewalt*« (3m, S. 2). Unter verbale Gewalt fallen diskriminierende Äußerungen außerhalb der Bewohnerzimmer wie: »*Die ist schon wieder bepisst, die alte Sau*« (3m, S. 2) oder insgesamt der respektlose Umgang mit den alten Menschen. Der Teilnehmer erzählt von einer Bewohnerin, die »*... abends beim Fertigmachen für die Nacht gesagt hat: ›Ich glaube, ich sterbe‹*«. Die Reaktion der Kollegin brachte die Bewohnerin zum Weinen: »*Ja, aber bitte nicht heute Abend, so lange ich noch Dienst habe*« (3m, S. 1). Dieser Teilnehmer hat die Erlebnisse zu Beginn seiner Pflegetätigkeit als »*Gemeinheiten*« bezeichnet und kommt gegenwärtig zu der Erkenntnis: »*Heute würde ich die erlebten Gemeinheiten mit Worten als verbale Gewalt bezeichnen, schreckliche, grausame Aussagen*« (3m, S. 2).

Die nächste Gesprächsteilnehmerin schildert das Verhalten einer Kollegin dahingehend, »*... ja, aber nicht Gewalt im körperlichen Sinne, sondern ...*«, dass Bewohner, auch demente Bewohner, beschimpft werden, »*... und wenn diese Mitarbeiterin halt nicht mehr kann, dann schreit sie diese an*« (4w, S. 4).

Der Sachverhalt des Anschreiens wird von fünf der sechs Gesprächspartner als zum Pflegealltag dazugehörend geschildert. »*Wie viele sind halt auch ja überlastet und (–) ja, schreien den Bewohner an. Oder, äh, solche Dinge halt*« (6w, S. 3). Ein verbaler Angriff ist »*... eindeutig ein Zeichen von Gewalt*« (5m, S. 1 f.).

Verweigerung und Nichtbeachtung von Bewohnerbedürfnissen

In dieser Kategorie werden Verweigerungsmechanismen und Nichtbeachtung von Bewohnerbedürfnissen beschrieben. »*Ja, nicht die Bedürfnisse, die derjenige hat oder wenn er die äußert, dass ich da nicht präsent bin, dass ich da nicht demjenigen helfen kann, denn das sind hilfsbedürftige Leute*« (6w, S. 2).

Ein wesentlicher Aspekt ist dabei die Verweigerung des Toilettengangs, verbunden mit der Aufforderung, in die Einlage auszuscheiden. »*... was weiß ich, es muss jemand zur Toilette und dann heißt es: ›Nee, jetzt nich‹ oder ›Sie haben 'ne Einlage um‹. Das empfinde ich heute als Gewalt in der Pflege*« (6w, S. 1). In diesem Zusammenhang wird eine Pflegesituation ausführlich beschrieben, in der einer Bewohnerin, die mehrmals in einer Schicht Harndrang verspürt und um entsprechende Unterstützung bittet, der Toilettengang verweigert wird.

Auch das Fehlen von benötigten Hilfsmitteln zur Wiedererlangung oder Erhaltung der Selbstständigkeit des alten Menschen ist eine Perspektive, die kritisch betrachtet wird. »*... es braucht jemand irgendein Hilfsmittel, ... und ich kann dem das Hilfsmittel aber jetzt nicht geben, weil ich es nicht da habe jetzt. Was weiß ich, ob das jetzt Esshilfen sind z. B., ne? Und es ist einfach nicht möglich, weil das Heim die jetzt nicht vorrätig hat, ich sehe aber, dass derjenige das jetzt braucht oder ansonsten er nicht selber mit dem Essen zurechtkommt, ich kann dem aber so nicht weiterhelfen, das ist für mich schon Gewalt*« (6w, S. 2).

Der Moment, wenn dem alten Menschen die Möglichkeit genommen wird, sich über die Klingelanlage mit den Pflegenden in Verbindung zu setzen und er »*kann sich aber außer Klingeln nicht mehr bemerkbar machen und ich ziehe die dem aus, das ist eindeutig Gewalt*« *(6w, S. 4)*.

»*... es klingelt jemand pausenlos und gehe hin und der weiß einfach nicht, warum er klingelt, ne, und ich ziehe dem dann die Klingel raus, ne? Weil es einfach nervig ist, es stört den Stationsablauf oder wie auch immer, und da fängt also schon Gewalt in der Pflege an*« *(6w, S. 1)*. Die Befragte gibt zu, dass in dem Moment der Klingel-entfernung ein Gefühl der Erleichterung aufkommt, »*... der kann nicht mehr klingeln, ich hab' jetzt diesen Störfaktor Klingeln ausgeschaltet*« *(6w, S. 3)*.

Ein weiterer Gesprächspartner schildert ebenfalls die Situation, dass dem Bewohner nach mehrmaligem Klingeln die Klingel herausgezogen wurde, dieser daraufhin mit der funktionsunfähigen Klingel auf die Seitenteile schlug. »*... und dann ist sie [die Kollegin, Anm. d. Verf.] wieder in das Zimmer und hat ihm dann die Klingel ganz aus der Hand genommen und hat ihn dann belehrt. Und sie hat das auch in dieser deutlichen Form eingetragen*« *(3m, S. 3)*. Der Interviewpartner wundert sich über die Tatsache, dass eine in seinen Augen deutliche Gewaltäußerung mit sich anschließender Reglementierung im Dokumentationssystem festgehalten wird.

Die Ausführungen bzgl. Verweigerungen gehen so weit, dass das Wartenlassen der Bewohner, »*... ich drück dem jetzt die Klingel aus, der muss 10 Minuten warten, weil ich hab' gerade da vorne noch jemand, den ich gerade versorge*«, schon als Beginn von Gewalt eingeschätzt wird: »*Und das ist, also wie gesagt, da geht's bei mir schon los*« *(6w, S. 3)*.

Zu dieser Thematik kommt noch der Aspekt der Mangelversorgung mit Analgetika durch die behandelnden Ärzte hinzu. Eine Bewohnerin mit Darmkrebs wurde »*... nur sehr geringfügig mit Schmerzmitteln versorgt*« *(2w, S. 2)*. Die Versuche der Pflegeperson, bei den Angehörigen einen Arztwechsel anzuregen, oder »*... dass eventuell ein Arzt aus einer Praxis für Palliativmedizin hinzugezogen wird*« *(2w, S. 2)*, scheiterten. »*Und ... ich denke es gibt auch eine andere Art von Gewalt. Und zwar, wenn Bewohner starke Schmerzen haben und der Arzt nicht mitspielt, dem man zehnmal sagen kann, der hat furchtbar starke Schmerzen und der Bewohner kriegt dann trotzdem keine Schmerzmedikamente ...*« *(4w, S. 3)*. Eine Nuance hinsichtlich der Medikamentenversorgung wird in einem weiteren Fall dargelegt, wobei die zur täglichen Versorgung eines Tumors benötigten Verbandsmaterialien nicht zur Verfügung stehen. »*Der Hausarzt und auch der Hautarzt, die haben sich geweigert, Verbandsmaterial zu verschreiben ... Und das ist für mich auch Gewalt*« *(4w, S. 3)*. Die Interviewpartnerin hinterfragt an dieser Stelle kritisch die Einstellung der Ärzte: »*... die sind alt und dann ist das einfach nicht mehr notwendig? Das ist Geldver-schwendung [fragend] oder was weiß ich, was die da sich denken? ... Das ist Gewalt der Ärzte an unseren Leuten*« *(4w, S. 3)*.

2.3 Pflege zwischen Fürsorge und Verletzung der Autonomie

Die Reflexion der Erfahrung, dass Gewalt gegen alte Menschen alltäglich stattfindet, veranlasst die Pflegenden festzustellen, dass eine Pflege ohne Gewalt im Berufsalltag nicht möglich ist, da keine Handlungsalternativen zur Verfügung stehen.

Pflege ohne Gewalt ist nicht möglich

Unter dieser Kategorie finden sich Aussagen der Teilnehmer, dass eine Versorgung gegen den Willen dann geschieht, wenn ansonsten eine Gefährdung der Gesundheit droht: »*... vielleicht irgend 'ne Schädigung daraus entspringen kann, ja [fragend], dann tu ich's ...*« (1w, S. 2). »*... man reißt die Bewohnerinnen und Bewohner aus dem Schlaf, weil einfach die Inkontinenzversorgung absolut notwendig ist. ... Ich sehe auf jeden Fall, das ist jetzt notwendig, womöglich schon, wenn eine Vorschädigung der Haut vorhanden ist, und ich muss die Versorgung machen auch gegen den Willen*« (3m, S. 6).

Die Interviewten sehen in bestimmten Pflegesituationen keine Alternative für sich und den alten Menschen und entscheiden sich überwiegend, in diesen Momenten gegen den Willen des alten Menschen zu arbeiten: »*Ja, also wenn man einen Bewohner versorgen muss, ... wenn er vielleicht eingenässt hat oder mit Stuhl oder mit irgendwelchen anderen Fäkalien beschmiert ist oder so, dass man ihn ja nicht so liegen lassen kann*« (1w, S. 2).
Diesen Aussagen schließt sich eine Kollegin an und konstatiert: »*Pflege ist ohne ein gewisses Ausmaß an Gewalt nicht möglich*«. Sie begründet ihr Vorgehen damit, dass sie einen Menschen, der »*... total mit Stuhlgang beschmutzt ist*« nicht »*... tagelang so liegen lassen*« kann. »*Ich denke, auch ein gewisses Maß von Verhütung von Verwahrlosung sollte schon stattfinden, ja*« (2w, S. 4).
Werden einer dementen Bewohnerin bei der Inkontinenzversorgung, »*... die absolut notwendig ist, weil vielleicht schon, ja, der Stuhlgang schon in den Leisten steht*«, dabei die Hände festgehalten, stellt der Betroffene fest: »*... also wenn einer solchen Bewohnerin die Hände festgehalten werden und ich sage, das ist Gewalt, dann muss ich auch sagen, dass Pflege ohne Gewalt nicht möglich ist*« (3m, S. 8).
Diesen Aussagen folgen weitere mit der Tendenz, dann einzuschreiten, wenn Ungepflegt-Sein oder Verwahrlosung droht bzw. »*... die Gefahr besteht, dass er* [der Bewohner, Anm. d. Verf.] *halt irgendwelche Infektionen kriegt*« (4w, S. 2).

Es wird der Sachverhalt beschrieben, dass häufig der Bewohnerwille gegen den Anspruch der Mitarbeiter steht bei der Durchführung der Körperpflege: »*Mein Anspruch ist ..., der muss sauber sein, der muss gut riechen, der muss gut angezogen sein, gegen seinen Willen*« (6w, S. 5).
Die Pflegende beschreibt einen »*... Kampf mit dem Bewohner ...*« (6w, S. 6), der sie selbst in einen heftigen Widerspruch bringt: »*Aber da ist wieder der Druck da, ja, du bist hier Pflegekraft und du hast eigentlich Sorge zu tragen, dass der ordentlich aussieht, dass der gepflegt ist usw. und da ist so dieses, da ist man so zwiegespalten, ne? Ich kann jetzt nicht hier, was weiß ich, den drei Wochen ungepflegt im Bett*

*liegen lassen, ohne dass der mal gewaschen worden ist. Das, wie gesagt, da bin ich
also wirklich im Widerspruch«* (6w, S. 5).

Eine Gesprächspartnerin gibt an, dass es ihre Aufgabe ist, die im Zimmer gehorteten
und verschimmelten »*... Speisereste zu entfernen, wenn er es gerade nicht merkt. Weil
er auch vielleicht auch gar keinen Überblick mehr hat, was da ist«*. Im Vordergrund
steht die Sorge um die Gesundheit, *»und das hätte für mich Priorität«* (2w, S. 5).

Die Fixierung eines Bewohners mit richterlichem Beschluss in einem Pflegestuhl im
Rahmen der Sturzprophylaxe ist »*... ein Grenzfall, weil ich möchte da nicht einge-
sperrt sein«* (2w, S. 5). Fixierung gehört aber zum alltäglichen Pflegehandeln,
erscheint zum Schutz des betroffenen Menschen unumgänglich und bringt die Pflegenden auch hier wieder in einen Zwiespalt. Im Umgang mit Mobilisation und Fixierung »*... ist noch keine eindeutige Lösung gefunden worden. Wie da aber rechtlich
umgegangen wird, ist mir persönlich noch nicht so klar geworden, weil wir sollen's
ja vermeiden, man ist in einem Zwiespalt irgendwie«* (2w, S. 5).

Bei der Schilderung einer häufig auftretenden Situation auf einem Wohnbereich weist
eine Interviewpartnerin darauf hin, dass ihr Handeln gegen Abwehr notwendig und
somit Pflege ohne Gewalt nicht möglich ist. Sie beschreibt die gewaltsame Verände-
rung des Aufenthaltsortes einer dementen Bewohnerin, »*... die sich selber ausräumt,
die dann mit kotverschmierten Händen rumläuft, bei den anderen Bewohnern im
Essen rummengt, und wir müssen die dann da wegholen und müssen sie wirklich
dann wegzerren ...«* (4w, S. 2 f.). Solche Situationen haben zur Folge, dass gegen
den Willen der Bewohnerin gehandelt wird, weil »*... man das den anderen Bewohnern, das auch nicht zumuten [kann, Anm. d. Verf.], dass die dann mit den be-
schmierten Händen alles anfasst und dann muss sie von uns dann trotzdem gewaschen werden. Und das ist für mich auch Gewalt, aber es muss ja sein«* (4w, S. 2 f.).

Bei diesen Tatbeständen gibt ein Teilnehmer zu bedenken, dass bei der Gewaltanwendung seines Erachtens noch die Intentionen hinter den Handlungen unterschieden werden müssen: »*... ist es eine Gewalt in dieser Form, die irgendwo notwendig
ist, oder sind es bewusst eingesetzte Gemeinheiten, um die eigene Aggression vielleicht loszuwerden oder jemandem weh zu tun«* (3m, S. 8)?

Handlungen wider Willen

Eine Handlung, die den Pflegealltag prägt und durchgehend genannt wird, ist die
Durchführung der Körperpflege gegen den Willen des betroffenen alten Menschen.
Auch die Durchführung von Pflegehandlungen gegen den Willen des alten Menschen, den dieser durch leichte Abwehrzeichen äußert, definieren Teilnehmer als von
ihnen ausgeübte Gewalt. *»Dass man doch mit einer gewissen, ja, mit Gegendruck
nenn' ich das jetzt mal und (–) und das ist auch eigentlich schon Gewalt«* (1w, S. 2).
Eine Befragte setzt sich kritisch mit dem Sachverhalt auseinander, dass alte Menschen, die in Einrichtungen kommen, die im Altenheim praktizierte Körperpflege in
der Form nicht kennen. *»Auf einmal sollen die immer ordentlich gewaschen werden
und, und angezogen und rasiert und was auch immer dazu gehört zur Pflege. Das
ist für mich eigentlich auch schon Gewalt«* (4w, S. 2).

In dem Moment, in dem die Körperpflege nicht mehr gewährleistet ist und der alte Mensch »... *fängt an mit Müffeln*«, steht die Pflegekraft vor der Überlegung, die Körperpflege in Form von Duschen, Baden oder Waschen gegen den Willen des Betroffenen durchzuführen. »*Ja, der wehrt sich, der schreit vielleicht oder der haut vielleicht um sich oder so was. Und das, da denke ich mal, ist wirklich arge Gewalt*« (6w, S. 5).

Ein zweiter Bereich der Versorgung wider Willen ist die Medikamentengabe, »... *wenn der Bewohner es nicht möchte und man gibt ihm das* [die Medikamente, Anm. d. Verf.] *doch irgendwie [Betonung], das ist ja auch 'ne Gewalt, die man ausübt. Ja*« (1w, S. 2)?
»... *und zu Gewalt zählt auch eine nicht adäquat verordnete Verabreichung von Psychopharmaka*« (2w, S.2).

Ein weiterer Aspekt, der von den Befragten aufgegriffen wird, ist der Bereich der Ernährung wider Willen. »*Wir sind gehalten, den Bewohnern Essen und Trinken zu geben, wünschenswerterweise zwei bis drei Liter, aber die Bewohner wollen das in der Regel nicht. Und die fühlen sich belästigt durch diese ständigen Trinkattacken*« (2w, S. 6). Die »... *übermäßige, ungewollte Zufuhr an Flüssigkeit grenzt in meinen Augen auch schon an Gewalt ...*« (2w, S. 6).
Die Pflegenden konstatieren, dass dieser Sachverhalt »... *nicht befriedigend gelöst ...*« (2w, S. 6) ist und sie Vorwürfe zu befürchten haben: »... *ich würde die verhungern oder verdursten lassen und soll dann trotzdem Essen oder Trinken geben. Das ist bei mir, also das* [die Gewalt, Anm. d. Verf.] *fängt da bei mir schon an*« (4w, S. 1).

Auch der Wechsel der Einlagen gegen den Willen des alten Menschen wird als Anwendung von Gewalt erklärt. »*Oder wenn ich jemand pampere im Bett, Einlagen wechseln muss und der wehrt sich dagegen, der sträubt sich dagegen, aus welchem Grund auch immer ... und das ist für mich auch Gewalt*« (6w, S. 5).
Abgeschlossen werden die Erfahrungen in Bezug auf das Handeln wider Willen damit, dass alte Menschen im Alltag nicht die Möglichkeit haben, in ihrem eigenen Zimmer zu verbleiben, sondern zur Teilnahme am Gemeinschaftsleben im Aufenthaltsraum gezwungen werden. »*Und aus gegebenem Anlass, zu Gewalt zählt für mich auch, wenn Bewohner ... dazu gebracht werden sollen, sich z. B. der Gemeinschaft anzuschließen, ... wenn sie mehrfach deutlich sagen, dass sie das nicht wollen*« (2w, S. 2). Es wird vermutet, dass es für manchen alten Menschen sehr belastend ist, einem Mitbewohner beim Essen gegenüberzusitzen und keine Wahlmöglichkeiten zu haben hinsichtlich des eigenen Aufenthaltsortes: »... *sie können sich nicht wegbewegen und ich finde es so nicht in Ordnung*« (2w, S. 4).

Diese Reflexionen der Interviewpartner, dass Pflege ohne Gewalt nicht möglich ist, veranlasst sie zu Aussagen hinsichtlich der Rechte der alten Menschen in Institutionen, wobei sehr individuelle Meinungen dargestellt werden.

Alte Menschen haben ein Recht auf Autonomie

Die Rechte auf Selbstbestimmung des alten Menschen werden von zwei Befragten explizit betont. Es wird ausführlich die Erstellung einer Pflegeplanung in Orientierung an den theoretischen Ausbildungsinhalten geschildert. Im Vordergrund steht die Ressourcenorientierung, die Aktivierung einer Bewohnerin und letztendlich das Beachten der Empfehlung, den alten Menschen in das Planungsprocedere mit einzubeziehen. Das Resultat dieser theoriegeleiteten Vorgehensweise war, dass die Bewohnerin sich vehement wehrte. »*Ich bin alt, ich hab' total viel gearbeitet, ich will nicht trainiert werden wie ein Zirkuspferd. Sondern ich will gepflegt werden. Und wenn ich im Bett liegen bleiben will, dann steht mir das zu [betont]*« *(2w, S. 3)*.
Die Befragte gibt an, dass die Planung von ihr daraufhin umgeschrieben wurde im Sinne der Bewohnerin. »*Weil ich finde, dass die Frau total Recht hat. Und ich bin nicht befugt, einer fast 90-jährigen Frau vorzuschreiben, wie ihre körperliche Aktivierung zu erfolgen hat, wenn sie das nicht möchte*« *(2w, S. 3)*.
Die Bewohner haben »*... ein Recht darauf, so zu reagieren und zu sagen, ich bin alt, mir tut alles weh, und ich habe keine Lust, und ich will nicht aktiviert werden*« *(2w, S. 3)*.

Das Beispiel wird um den Aspekt der Körperpflege ergänzt, wobei festgestellt wird: »*... Bewohner haben auch ein Recht schmutzig zu sein*«, woraus resultiert, dass die Pflegende »*... sehr, sehr zögerlich daran gehen* [würde, Anm. der Verf.], *jemanden zwangsweise zu waschen*« *(2w, S. 5)*.

Auch der Sachverhalt des Essenanreichens wird sehr kritisch betrachtet. Eine Pflegende erwähnt, dass sie immer wieder mit sehr viel Geduld versucht, einer Bewohnerin Essen anzureichen und damit bei jeder Mahlzeit den Zorn der alten Dame auf sich zieht: »*Ich hau ihnen gleich auf die Finger, wenn sie nicht aufhören*« *(4w, S. 2)*. Bei derart erlebter Abwehr plädiert die Interviewte dafür, dass das Recht auf Selbstbestimmung ihres Erachtens unbedingt berücksichtigt werden sollte: »*... wenn Leute über 90 sind und einfach nicht mehr wollen, warum lässt man denen nicht das Recht zu sterben, wenn sie sterben wollen ...? Das muss der Bewohner selbst entscheiden können*« *(4w, S. 1 f.)*.

Die Auseinandersetzung mit der Gewaltthematik in der Praxis führt so weit, dass von zwei Befragten festgestellt wird, dass alte Menschen geschützt werden müssen.

Alte Menschen bedürfen des Schutzes

Pflegepersonen unterliegen in der Pflegepraxis verschiedenen, hohen Anforderungen, die es nicht ermöglichen, den in der Ausbildung vermittelten Anspruch, »*dass das Wohlbefinden des alten Menschen im Mittelpunkt stehen muss ...*« *(3m, S. 4)*, in die Praxis umzusetzen.
Die Ausführungen schließen mit der Feststellung, dass es »*... der alte Mensch ist, der unter dem Verhalten der Pflegekraft leidet. Der alte Mensch muss geschützt werden vor den Pflegekräften*« *(3m, S. 4)*.

Die Bewohner sind »... *letztendlich nur die Leidtragenden« (6w, S. 9)* und *»... müssen geschützt werden ... vor diesen Übergriffen, vor diesen Aktionen, die das Personal halt ... ausübt« (6w, S. 6).*

3 Umgang mit Gewalt gegen Bewohner

3.1 Reaktionen alter Menschen auf Autonomieverletzung

Alle Probanden sind der Ansicht, dass alte Menschen sich in Institutionen in der Rolle des Opfers erleben, sich aber auch nicht davor scheuen, ihre Erfahrungen den Pflegenden und/oder den Angehörigen mitzuteilen und somit ihr Recht auf eine andere Behandlung einfordern.

Bewohner und Angehörige teilen Gewalterlebnisse mit

»*Es ist mit Sicherheit nicht nur einmal vorgekommen in meinen langen Berufs-jahren, dass Bewohner oder Angehörige von Bewohnern auf mich zugekommen sind und gesagt haben, soundso, das oder das ist meiner Mutter oder meinem Vater pas-siert oder die Schwester hat sich da nicht korrekt verhalten oder hat meinen Vater oder meine Mutter ja, angeschrieen oder beschimpft oder wie auch immer*« (6w, S. 4).*

Es werden Situationen geschildert, in denen bei Frauen gegen ihren ausdrücklichen Willen die Körperpflege von männlichen Pflegepersonen durchgeführt wird. »*Es ist einfach der Intimbereich von einer ... männlichen Pflegekraft gewaschen worden ...*«. Die betroffenen Frauen empfinden dies nicht nur als Gewalt, »*... sondern auch sexuelle Belästigung in dem Moment auch gespürt haben und gesagt haben: ›Das wollen wir nicht‹. Und dass sie sexuell belästigt worden sind ...*« (1w, S. 4). Eine der Bewohnerinnen war über diese Art der Verletzung ihrer Intimsphäre sehr erregt und hat den Sachverhalt der damals sich in der Ausbildung befindlichen Pflegeperson mitgeteilt.
Andere alte Menschen zeigen Gewalterlebnisse in Form von Vernachlässigung und grober Behandlung an. »*Also solche Beispiele, denke ich, gab es zahlreich, in denen Bewohnerinnen und Bewohner geäußert haben, ... dass sie sich vernachlässigt ge-fühlt haben oder dass sie sich auch ... durch Sprache grob behandelt gefühlt haben*« (3m, S. 5).
Häufig kommen Äußerungen wie: »*Die Schwester Soundso war heute grob zu mir ...*« (3m, S. 5) in Verbindung mit dem Vorwurf des lauten Anschreiens. Besonders das Handeln gegen den Willen wird von alten Menschen thematisiert: »*... und dann haben mir die betreffenden Bewohnerinnen Dinge erzählt wie: ›Ich wollte heute Abend noch ein bisschen Fernsehen gucken und dann hat die gesagt, nee, nee, sie müssen jetzt ins Bett, hat einfach den Fernseher ausgemacht, obwohl ich das nicht wollte‹*« (3m, S. 5).
Pflegende erhalten auch Beschwerden von alten Menschen hinsichtlich körperlicher Gewaltäußerungen »*... da kam eine Bewohnerin auf mich zu und hat mir erzählt, dass sie eine Auseinandersetzung, zunächst eine verbale, mit einer Kollegin hatte, ... und dass sich das wohl so ausgeufert hat, dass die Mitarbeiterin sie in irgendeiner Form gestumpt hat ...*« (5m, S. 4).

In einer anderen Situation wird die Verweigerung von Hilfestellungen bei Toiletten-gängen von der betroffenen Bewohnerin an den Sohn weitergegeben. »*Und der Sohn ist dann auf mich drauf zugekommen und mir das also so gesagt und geschildert, dass die Mutter Angst hat vor dieser Schwester aus diesem Grund halt, immer wenn sie zur Toilette muss, wird sie beschimpft*« (6w, S. 7).

Nur eine Befragte gibt zu verstehen, dass das Anzeigen von Gewalt aufgrund ihrer Erfahrungen mit bestimmten Bewohnern von ihr kritisch hinterfragt wird. »*Eine Bewohnerin haben wir, die eigentlich so jeden schlecht macht*« (4w, S. 4 f.). Die Pfle-gende fragt sich, »*... ob die Geschichten von ihr so wahr sind, ob das denn immer so stimmt. Es ist auch eigentlich die Einzige, die sich immer beschwert*« (4w, S. 5). Das kontinuierliche Reflektieren und Bewusstmachen der täglichen, zum Teil als Gewalt definierten pflegerischen Interventionen, unabhängig von den dahinter ste-henden Intentionen und Anforderungen, setzt den Interviewpartnern zu.

3.2 Reaktionen von Pflegenden auf Gewalt gegen alte Menschen

Die Aussagen der folgenden Kategorien verdeutlichen, welche emotionalen Belas-tungen Pflegende erleben und wie sie versuchen, Lösungen für die Situationen zu fin-den. Zum einen wird die eigene Rolle als Verursacher von Gewalt kritisch gesehen, zum anderen wird das Verhalten der Teamkolleginnen betrachtet.

Gewalt gegen alte Menschen setzt Pflegenden zu

Beim Hineinversetzen in die Situation der alten Menschen, die eine Art der Gewalt durch Pflegende erleben, werden auch hier wieder vielfältige Nuancen an Gefühlen deutlich. »*Ich habe mir vorgestellt, wie das für mich wäre, ... und kein Mensch fühlt sich zuständig. ... Ich würde mich total hilflos und ausgeliefert fühlen*« (2w, S. 3). Aus dieser Reflexion entsteht Mitleid mit den betroffenen Menschen. »*Ich habe in all den vielen Jahren nur ein einziges Mal erlebt, dass ein Bewohner, um das mal so drastisch zu sagen, nicht im Sarg das Haus verlassen hat, sondern wirklich wieder ausgezogen ist. Also, in der Regel wissen die Bewohner, mit denen ich solche Gespräche führe, dass das Endstation ist. ... Und daraus resultiert also dieses tiefe Mitleid, dass ich dann empfinde, wenn ich so etwas höre*« (3m, S. 5 f.).

Auf der anderen Seite wird von einem Befragten wegen des in seinen Augen unkor-rekten Verhaltens einer Kollegin ein Gefühl der Fassungslosigkeit verbalisiert, »*... darüber wie sie mit dem Bewohner umgegangen ist, also dass da jegliche Sensibilität gefehlt hat*« (3m, S. 3). Dieses Unverständnis umfasst auch die Dokumentation der Gewaltanwendung durch die Kollegin: »*... allerdings auch Fassungslosigkeit über die Naivität, etwas so niederzuschreiben, weil sie sich ja selber, ja, anklagt, ohne zu wissen, (–) mit dem Bewusstsein, dass es wohl richtig ist, was sie da getan hat, sonst hätte sie das ja so nicht eingetragen*« (3m, S. 3) und das damit verbundene Fehlen eines Schuldgefühls, »... *aber dann auch, dass ihr jegliche Einsicht gefehlt hat. Das fand ich sehr erschreckend*« (3m, S. 3).

Das Unverständnis für das Handeln der Kollegen wird bei einem anderen Gesprächspartner noch deutlicher geschildert: »*Ja, natürlich fühle ich ein gewisses Maß an Hass auch. Betrogenheit, dass man ganz klar mit dem Thema nicht gut umgeht und auch ein Stück weit Ungewissheit, so ein Stück weit Misstrauen, das sich bildet ... Und auch so ein Stück weit Unverständnis ...*« (5m, S. 4).

Die Aussage einer Interviewten spiegelt die erlebte emotionale Belastung wider. Sie schildert ihre Gefühle bei der Durchführung der Körperpflege gegen den Willen eines Bewohners wie folgt: »*Und das ist für mich schlimm, so was zu erleben, wenn sich jemand so wehrt und ich den quasi vergewaltigen muss für die Körperpflege. ... Ich fühl' mich dabei saumäßig, weil ich ... weiß nicht, ob ich so behandelt werden wollte*« (6w, S. 4 f.).

Diese Erlebnisse sind für eine Pflegende ein Grund, über den Austritt aus der Pflege nachzudenken, »... *es ist schon ein paar Jahre her, ... wo ich da drüber nachgedacht habe, ganz aus der Pflege raus zu gehen*« (6w, S. 6). Sie beschreibt ihre Unfähigkeit, diesem Druck standzuhalten. »*Weil ich nicht wusste, was mache ich hier*« (6w, S. 6)?

Um dennoch den alltäglichen Druck bewältigen zu können und im Sinne des zu pflegenden Menschen zu handeln, werden individuell verschiedene Strategien entwickelt.

Linderung der Situation alter Menschen

Ein Gesprächspartner beschreibt seine ganz eigene Umgehensweise mit Gewaltanzeigen durch die Bewohner.

»*Ich habe dann versucht, dieses Gefühl der Traurigkeit oder des Verletztseins bei dem Bewohner ein bisschen zu lindern, indem ich da besonders einfühlsam herangegangen bin*« (3m, S. 6). Neben dem empathischen Umgang wird der betroffene Mensch bestärkt und ermutigt, sich im Wiederholungsfall mit den verantwortlichen Leitungskräften der Einrichtung in Verbindung zu setzen. »*Wenn sie sich wiederholt sehr eingeschränkt, benachteiligt oder verletzt fühlen, durchaus auch das in Gegenwart des Heimbeirats oder des Heimleiters zu äußern, also bei den verantwortlichen Kräften*« (3m, S. 6).

Der Proband selbst gibt die Äußerungen nicht weiter, sondern ermutigt die Bewohner, »... *eher ... auf der Basis von Trost, den ich vermitteln will*«, sich selbst für ihre Rechte einzusetzen (3m, S. 6). Er fordert die Bewohner auf, »... *weiterhin ihren Willen zu äußern und sich nicht davon einschüchtern zu lassen*« (3m, S. 6).

Andere Teilnehmer berichten, dass es einer ständigen Reflexion des eigenen Handelns und der tatsächlichen Bedürfnisse des alten Menschen bedarf. Durch diese Reflexion sehen die Probanden eine Möglichkeit, Gewaltanwendungen bewusst zu machen, zu verhindern bzw. zu vermindern.

Eigenes Handeln hinterfragen

Es ist wichtig, »… *teilweise herauszukriegen, … ob diese Bewohner das* [eine bestimmte Handlung der Pflegenden, Anm. d. Verf.] *eigentlich haben möchten*« *(2w, S. 3)*, besonders, »… *wenn die Bewohner sich vielleicht nicht äußern können oder nicht äußern wollen, weil diese Generation, die äußert sowieso nicht so viel …*« *(2w, S. 4)*. Eine Teilnehmerin schildert die Situation der Klingelentfernung und stellt fest, dass eine Reflexion im Nachhinein das Bewusstsein dafür weckt, dass sie die Situation nicht angemessen bewältigt hat. »*Und hinterher fühl' ich mich, ja, mit Sicherheit nicht so, dass ich gleich darüber nachdenke, aber irgendwann kommt bei mir dann, … das hätteste mit Sicherheit anders lösen können*« *(6w, S. 4)*. Spätestens beim Berichten des Sachverhalts bei der Übergabe wird dies nochmals deutlich. »… *ja, war eigentlich nicht richtig, was du da getan hast*« *(6w, S. 4)*. Im Zusammenhang mit der Körperpflege wider Willen stellt sich durch das Reflektieren die Frage: »… *aber wie es in dem alten Menschen aussieht, ob der im Bett liegt und hat wiederum Angst vorm nächsten Mal, wenn man vorm Bett steht? … Und hinterher kommt das denn auch so. War das denn jetzt wirklich nötig? Musstest du das jetzt machen*« *(6w, S. 6)*?

Die Pflegenden müssen sich immer wieder ihrer Verantwortung für den alten Menschen bewusst werden. »*Da geht's eigentlich schon los und das muss man, denke ich, allen Mitarbeitern auch mal klar machen. Was es eigentlich heißt, die Verantwortung zu haben für Bedürftige. … Das ist noch ein großer Schritt, den wir da machen müssen*« *(6w, S. 4)*. Diese Teilnehmerin schränkt allerdings ein: »… *also das eigene Handeln zu hinterfragen und Verantwortung zu übernehmen, steht und fällt mit dem Personal*« *(6w, S. 4)*.

Die Sensibilität hinsichtlich des Bewusstseins für gewalttätige Situationen wächst mit den Berufsjahren. »… *so nach und nach, je mehr ich eigentlich oder je länger ich eigentlich in der Pflege drin bin, sehe ich viele Dinge für mich, wenn ich darüber nachdenke, als Gewalt in der Pflege an*« *(6w, S. 2)*.

Ein weiterer Teilnehmer vertritt jedoch in dem Zusammenhang die Ansicht, »… *dass die Altenpflege sich vielleicht generell stärker mit dem Thema auseinander gesetzt hat im Laufe der Zeit. Es wird … viel mehr darauf eingegangen*« *(5m, S. 5)*. Die gegenwärtig stärkere Sensibilisierung erfolgt seines Erachtens durch vermehrte Fortbildungen im Bereich der Gewaltthematik und durch die Möglichkeit zur Supervision.

Ein weiterer Aspekt, der neben der kontinuierlichen Selbstreflexion und Sensibilisierung in Institutionen nach Einschätzung der Pflegenden erforderlich ist, ist die Kommunikation auftretender Probleme im Team.

Kommunikation der Gewaltproblematik

Von einer Kommunikation der Gewalterlebnisse sprechen zwei Interviewteilnehmer, wobei der Bedarf beschrieben wird, auch die Leitungsebenen einzubeziehen. »... *viele Sachen ... kläre ich mit meinen Mitarbeiterinnen alleine ab ...«* (4w, S. 4). Aber in dem Moment, in dem massive Angriffe gegen die Bewohner, sei es verbale oder körperliche Gewalt auftreten, »... *ja dann würde ich halt zur Heimleitung gehen, weil ... da hört einfach der Spaß auf, ... das würde ich nicht mit den Mitarbeitern alleine abklären«* (4w, S. 5).

Eine andere Gesprächspartnerin gibt an, dass die Gewaltthematik auf der Basis der wiederkehrenden Situationen von verbaler Gewalt im Team besprochen und diskutiert wird: »*Wir haben genau da das Thema Gewalt in der Pflege aufgrund dessen mal zum Thema gemacht in der Dienstübergabe, ne? Weil man kann so eigentlich nicht mit den Leuten umgehen«* (6w, S. 8).

Trotz des Bewusstseins der Pflegenden für ihr Handeln und ihre Bemühungen im Umgang mit den Erlebnissen, beschreiben Pflegende auch das Gefühl, selbst zum Opfer der Gewalt zu werden.

4 Gewalt gegen Pflegende

Gewaltäußerungen gegen Pflegende sind nicht bei allen Interviewpartnern gleichermaßen ein Thema. An diesem Punkt werden Differenzierungen der Aussagen deutlich. Die Anmerkungen beschreiben ein großes Feld, beginnend mit den verschiedenen wahrgenommenen Gewaltäußerungen, Strategien im Umgang damit, bis hin zu unterschiedlichen Gefühlen und Vermutungen hinsichtlich der Ursache für das Verhalten der alten Menschen.

4.1 Unterschiedliche Wahrnehmungen der Pflegenden

Gewalt gegen Pflegende wird ausgelebt

Die Befragten berichten davon, dass Gewalt an Pflegekräften alltäglich sein kann. »*Ja, ... diese Übergriffe gibt es von, sag ich mal, einmal die Woche immer wieder. Wir hatten aber auch schon Bewohner, die fast täglich auf einen losgegangen sind*« *(1w, S. 7)*. Bei diesen Übergriffen werden keine Unterschiede zwischen Geschlecht und Alter gemacht, »*... egal ob es eine ältere oder jüngere Pflegekraft war, also da wurde kein Unterschied gemacht. Es wurde einfach die Gewalt ausgelebt. Ja*« *(1w, S. 7)?*

Die Gewaltäußerungen sind unterschiedlich, »*... sei es Spucken, Schlagen, Kratzen, Beißen, Petzen ...* oder *... einen mit dem Stock geben, eine Ohrfeige, das kommt immer wieder vor*« *(1w, S. 6)*. Die Befragte schildert, bei der Versorgung eines Bewohners »*... einen Handkantenschlag ins Genick bekommen*« zu haben *(1w, S. 7 f.)*.

Eine Pflegende berichtet von einem Bewohner, »*der kratzt, schlägt, beißt, tritt unter Umständen, der mir auch schon Verletzungen zugefügt hat*« *(2w, S. 7)*.

In einer anderen Situation ist ein Bewohner »*... mit dem Messer auf eine Mitarbeiterin ... losgegangen*«, wobei angegeben wird, »*... den einen mag er, den anderen will er nicht, und der kann da schon ganz schön rabiat werden, und der haut schon drauf*« *(4w, S. 6)*. Die Befragte hat aber selbst noch keine derartigen Erfahrungen gesammelt.

»*Ja, ich hatte es erlebt, dass mir ein Bewohner ... während ich ihn betreut hab', pflegerisch betreut habe, und während der Grundpflege ... , dass er mir mit dem Ellenbogen, ja, gegen die Brust geschlagen hat*«. Der Interviewpartner gibt an, dass diese Aktion so spontan ablief, »*... dass man da gar nicht drauf gefasst sein konnte*« *(5m, S. 7)*.

Eine etwas andere Nuance stellt die Gewalt gegen Pflegende durch Angehörige dar. Ein Fall von körperlicher Gewalt gegen ausländische Mitarbeiter wird beschrieben: »*Da kam es auch zu Handgreiflichkeiten, die man gerade noch so stoppen konnte, es wäre beinahe zu einer Prügelei auf der Station gekommen ...*« *(1w, S. 10)*.

Neben körperlichen Angriffen beschreiben die Interviewpartner massive verbale Übergriffe, » *also nicht nur Arschloch oder dumme Kuh ...* « (1w, S. 8).

Eine Situation wird dahingehend geschildert, dass der Bewohner die Pflegende mit Fäkalien bewarf, woraufhin sie zu verstehen gab, » *... dass das eine verdammte Sauerei wäre und dass das eine Respektlosigkeit wäre gegenüber meiner Person. Dann fing er an, er hat mich mit KZ-Schwester beschimpft, ich wäre eine Oberschwester, eine ganz miese Sau .... Und so was im KZ, da hätten nur die übelsten Schwestern gearbeitet und ich wäre auch so eine von der Sorte* « (1w, S. 8).

Eine andere Gesprächspartnerin schildert die alltäglichen Begegnungen mit einer Bewohnerin insoweit, dass diese während der Grundpflege schreit, schimpft und mit ihren Söhnen droht, wobei die Pflegende feststellt: » *Und (-) das empfinde ich für mich als weitaus gravierender, weil ich versuche, das so einfühlend wie möglich zu machen, und ich weiß nie, wann sie anfängt zu brüllen und zu schreien, und das macht mir viel mehr aus* « (2w, S. 8).

Von einer Teilnehmerin werden Angehörige gleichermaßen als Verursacher verbaler Gewalt erlebt.

» *Er war so präsent auf der Station, dass er alles kontrolliert hat, alles nachgeguckt hat, den Schwestern gedroht hat, wenn sie nicht ihre Arbeit ordentlich machen, dass er das Versorgungsamt hierher schickt und den Medizinischen Dienst* « (1w, S. 9).
Hinzu kamen rassistische Äußerungen gegenüber asiatischen Pflegerinnen: » *Schlitzauge war das Harmloseste, du verstehen kein Deutsch, ja? Und das finde ich auch als Gewalt von Angehörigen, das war sehr massiv, eine ganz bedrückende Situation* « (1w, S. 10).

Nicht alle Probanden definieren die beschriebenen Erlebnisse als Gewalt.

Das ist doch nicht wirklich Gewalt

Der folgende Dialog ist exemplarisch für diese Sichtweise:
» *IP: Wie, mir Gewalt angetan? [überrascht fragend] Von wem? [überlegt lange] Weiß ich nicht. Mir? [überlegt lange] An mir gibt es keine Gewalt.*
F: Wird Ihnen persönlich eine Art von Gewalt zugefügt in der Pflege?
IP: Nun ja, wir haben Bewohner, die das schon versuchen, aber ich weiß das, und ich bin halt schneller, ich halte dann die Hand fest, ich werde da nicht gehauen « (4w, S. 6). » *... Aber das ist doch nicht wirklich Gewalt. [denkt lange nach] Nein* « (4w, S. 7).
Diese Einstellung wird auch von einer weiteren Gesprächspartnerin geteilt. Obwohl Pflegende von Schlägen berichten, » *... sicherlich sagt man manchmal, och, die hat nach mir geschlagen* «, wird von der Pflegenden festgestellt: » *Jetzt Bewohner, dass die Gewalt ausüben, ... ich sag mal so [seufzt], ich ... finde das eher, also das kann ich nicht so behaupten im umgekehrten Sinne* « (6w, S. 8 f.). Die Pflegesituation, in der ein Schlag erlebt wird, » *... ist halt nur die Abwehrreaktion gegenüber unserem Tun* « (6w, S. 9).

Drohungen und Druck dadurch, »... *dass die Anforderungen der Angehörigen einfach zu hoch sind ans Pflegepersonal in Bezug auf die Pflege, auf die Versorgung ihrer Angehörigen, der Mutter, des Vaters...«* (6w, S. 8 f.) werden zwar bestätigt, aber auch diese Sachverhalte werden nicht als Gewalt eingestuft.

4.2 Gefühle und Reaktionen bei Gewalt gegen die eigene Person

Die Personen, die Äußerungen gegen ihre eigene Person als Gewalt erleben, zeigen auf, dass der Umgang damit individuell unterschiedlich sein kann, dass innerhalb eines Teams verschiedene Strategien entwickelt werden können, verschiedene Gefühle dabei aufkommen und dass Pflegende überwiegend auf dieses Phänomen zu reagieren wissen.

Gefühlscocktail in Gewaltsituationen

»*Empfunden habe ich dabei wiederum so 'ne Mischung, so ein Gefühlscocktail ...*« (3m, S. 7). Dieses Zitat aus einem der Interviews spiegelt die Vielfältigkeit der Gefühle der Pflegenden wider, sobald sie einen Angriff gegen ihre Person erleben.

Die Palette beginnt mit »... *Spucken ins Gesicht ist für mich einfach so respektlos, einfach so erniedrigend*« (1w, S. 3 f.), über die Enttäuschung wegen des empfundenen Undanks des alten Menschen, besonders wenn zuvor die Beziehung als gut beurteilt worden ist.
»... *Weil man denkt, ich tu doch alles für diesen Bewohner. Ja? ... Man hat immer im Kopf, ich bin doch so gut zu dir, warum schlägst du mich jetzt? ... Und trotzdem kriege ich jetzt einen Schlag an den Kopf ab, ... wo ich gerade mit ihm gut* [betont] *umgehen kann, sag ich mal so, dass wir eine gute Beziehung zueinander haben*« (1w, S. 8).
Charakteristisch ist, dass der Widerspruch zwischen Absicht und Wirkung bewusst ist: »... *ich führ' mir dann vor Augen: Ich will doch eigentlich nur helfen, will was Gutes tun, werde dafür dann auch noch bestraft ...*« (3m, S. 7).

Deutlich wird auch das Gefühl des Zwangs und der Aussichtslosigkeit beim Erleben von oben beschriebenen Situationen in dem folgenden Dialog.
»*F: Hm. Vielleicht noch mal zu Ihren Gefühlen, die dahinter stehen?*
IP: Gefühl von Ausgeliefertsein, ich fühl' mich dem ausgeliefert, weil ich muss zu der Frau.
F: Wieso müssen? Müssen Sie?
IP: Ja, wenn die mir zugeteilt ist, muss ich zu ihr« (2w, S. 8).

An manchen Tagen bemerkt eine Gesprächspartnerin eine sehr starke emotionale Belastung, »... *je nachdem wie ich auch drauf bin, geht mir das gefühlsmäßig, ja, geht mir das ganz schön an die Nieren*« (1w, S. 7), so dass auch Gefühle wie Ärger und Verletztsein nicht zu unterdrücken sind.

Ein weiterer Teilnehmer beschreibt »... *Ablehnung gegenüber dem Bewohner in dem Moment*«, er fühlt sich beim Erleben der körperlichen Gewalt »... *in der Situation ein Stück weit auch überfordert*« (5m, S. 7).

Situation unterbrechen

Eine Reaktion, die durchaus praktiziert wird, ist das Herausgehen aus der Situation »... *als vorübergehende Lösung*« (1w, S. 2). Der Grund für das Verlassen ist u. a. das Bewusstwerden der eigenen negativen Gefühle, »... *ich musste einfach raus aus dieser Situation, aus diesem Zimmer, von dieser Person weg. Weil ich gemerkt habe, ich explodiere*« (1w, S. 4). Zudem werden Möglichkeiten zum Abreagieren und Sammeln gesucht. »*Da musste ich wirklich mich sammeln ...*« (1w, S. 8) »... *und habe die Tür zugeschmissen*« (1w, S. 9).

Eine Befragte erzählt von ihrer einmaligen Reaktion in Form von Abbruch der laufenden Körperpflege: »*Und irgendwann habe ich ganz ruhig die Frau zugedeckt, habe die Waschschüssel genommen, mittendrin, habe sie ausgeleert und dann fragt sie schon: ›Ja, sind wir schon fertig?‹, und ich habe gesagt: ›Ja, Frau x, wir sind fertig‹ ... Ich muss Grenzen aufzeigen*« (2w, S. 9).
Dieser Reaktion bedient sich auch der dritte Befragte: »*Ja, und dann habe ich mich halt wirklich konkret zurückgezogen, ganz einfach, ja*« (5m, S. 7)?

Gefühle dem Bewohner mitteilen

Der Rückzug wird aber meist kombiniert mit dem Verdeutlichen des Nichttolerierens des Verhaltens. »*Und ich habe gesagt: ›Auf diese Art und Weise kann ich mit Ihnen nicht arbeiten. Überlegen Sie sich bitte, ich komme morgen wieder, und vielleicht finden wir ja einen Weg, ... ich werde mir aber Ihr Schreien und Beschimpfungen nicht mehr anhören‹*« (2w, S. 8). Die Betroffene gibt an, dass auf dieser Ebene ein Zurechtkommen mit dem alten Menschen möglich ist.
Die offene Kommunikation wird vor allen Dingen mit orientierten alten Menschen gesucht. »*Der konnte das auch noch umsetzen, man konnte durchaus mit ihm da drüber noch reden*« (5m, S. 7). Dem Interviewten ist es »... *ein sehr wichtiges Anliegen ...*« (5m, S. 7), die eigenen Gefühle mitzuteilen. »*Ich habe darauf reagiert, indem ich dem Bewohner ganz offen gesagt habe, was ich dabei gefühlt habe, dass ich halt total überfordert war auch und auch ganz klar gemacht habe, dass er ’ne Grenze überschritten hat*« (5m, S. 7).

Professionalität entwickeln

Ein weiterer praktizierter Umgang mit als Gewalt eingestuften Äußerungen ist es, durch Selbstaufforderung »... *eine Grenze ziehen zur Professionalität. Zwischen Emotion und Professionalität*« (1w, S. 4), um »... *auf diese professionelle Schiene zu kommen*« (1w, S. 8), da es eine Ungerechtigkeit wäre, »... *gegenüber dem Bewohner, dass ich dann den ganzen Frust noch an ihm ablasse ...*« (1w, S. 4). Wobei bei diesen Versuchen der Betroffenen eine Diskrepanz zwischen den eigenen Emotionen und dem Anspruch nach Professionalität bewusst wird und die Selbstaufforderung zuweilen ins Schwanken gerät: »... *das ist auch Tagesform abhängig von mir. Wie ich so emotional auch gerade drauf bin [nachdenklich]*« (1w, S. 8).

Durch eine kognitive, bewusste, außerhalb der Gefühlsebene stattfindende Auseinandersetzung mit der erlebten Situation wird die weitere Interaktion mit dem alten Menschen gesichert: »*Insofern gelingt es mir schon, über die erste leichte Enttäuschung oder Betroffenheit in solchen Situationen hinwegzukommen und das ganz gut über die Vernunftebene zu regeln, weil ich es eigentlich gut verstehen kann [nickt bekräftigend]*« (3m, S. 7).

Eine Interviewpartnerin gibt zu bedenken, dass sie selbst reflexartige Impulse zur Gegenwehr verspürt hat »... *und habe gemerkt, wie meine Hand hochgegangen ist, reflexartig. So zum Zuschlag schon, ... und ich konnte mich in der Sekunde zurückhalten*« (1w, S. 3).

Was als eine dauerhafte Verhaltensänderung festzustellen ist, ist die auf den Schock des Angriffs folgende ständige Wachsamkeit der Pflegenden, um sich selbst zu schützen. »... *man weiß nie, was passiert eigentlich ... man ist immer mit einem Auge wachsam, was die Person so jetzt gerade für Bewegungen macht oder ob er sich jetzt gerade regt oder ob er schon zum Schlag die Hand hochhebt oder ob das Knie schon angehoben wird*« (1w, S. 7).

Insgesamt ist der Umgang mit Gewaltsituationen möglich, ob durch Hinnehmen der Situation, »... *ich habe mir das, [Beschimpfung und Drohung, Anm. der Verf.] also ich habe das einfach so hingenommen*« oder Selbstschutz »... *90 Prozent der Attacken, die kann ich abfangen*« (2w, S. 8).

Trotz belastender Erfahrungen entwickeln die Befragten Verständnis für das abwehrende Verhalten von Bewohnern.

4.3 Auseinandersetzung mit dem Verhalten alter Menschen

Alte Menschen handeln nicht grundlos

Ein Befragter gibt zu bedenken, dass alte Menschen wissen, »... *dass das Endstation ist, und sie haben also keine Alternative*« (3m, S. 6). Dieses Fehlen einer Alternative schafft Verständnis für den Betroffenen in der Institution, unabhängig davon, ob es sich um demenziell erkrankte oder orientierte Bewohner handelt. »*Ich muss also jemanden wecken [betont], und da kann ich nicht erwarten, dass das gleich aus dem Traum heraus mit jeglichem Verständnis für das, was ich da tue, begegnet wird ...*« (3m, S. 7).

Des Weiteren wird von ihm die Situation einer nächtlichen Versorgung mit Inkontinenzmaterialien geschildert, wobei das Hineinversetzen in die Bewohnerin die Fragen ergibt, »... *was der fremde Mann nachts in ihrem Zimmer macht, warum er die Decke hebt ...*« und dies »... *ist eigentlich ein ganz natürlicher Verteidigungsmechanismus*« (3m, S. 7).

Eine gemeinsame Feststellung der Interviewpartner ist die der fehlenden Einsichtsfähigkeit, besonders von demenziell erkrankten Menschen, »... *die eben die Situa-*

tion noch weniger einschätzen können als die Nicht-Dementen« (3m, S. 7). Häufig wird das Verständnis für das Verhalten aufgrund des Krankheitsbildes aufgebracht: *»... das gehört zur Krankheit dazu, damit musst du umgehen, es passiert, und es ist o. k.« (1w, S. 7).*

Eine Pflegende gibt an, die alten Menschen mögen *»... teilweise sein, wie sie wollen, sie mögen mit Sicherheit teilweise anstrengend sein, aber die sind alt, die sind dement, die sind hilflos, wer weiß, warum die so geworden sind, wie sie sind. Und dann muss man das so akzeptieren ...« (4w, S. 5).*

Besonders das Bild der demenziell erkrankten Menschen und das damit verbundene Verhalten rechtfertigt nach Ansicht dieser Befragten keinesfalls ein unkorrektes Verhalten der Pflegenden.

Die entscheidende Frage bei Gewaltäußerungen ist für eine Pflegende die Frage nach den Ursachen des Verhaltens: *»Aber warum [Betonung] hat die nach mir geschlagen? ... Weil die sicherlich aus irgendwelchen Gründen Angst hatte vor mir [Betonung]. ... Oder wollte der sich halt nicht pflegen lassen? ... Oder hat halt keinen anderen Ausweg gesehen« (6w, S. 9)?*

Die Gewalterfahrungen durch alte Menschen oder Angehörige sind nicht die einzigen Formen der Gewalt, die von den Interviewten benannt werden. Teilweise werden die strukturellen Bedingungen in Institutionen als gewaltförmig oder gewaltauslösend erlebt.

5 Rahmenbedingungen der Pflegebeziehungen

Strukturelle und individuelle Voraussetzungen bzw. Rahmenbedingungen der pflegerischen Beziehungen nehmen nach Ansicht der Probanden einen wesentlichen Einfluss auf die Pflegesituationen.

5.1 Strukturen der Pflege

Die Befragten sehen sich als Opfer der Strukturen in den stationären Altenhilfeeinrichtungen. Hierzu zählen die Arbeitsbedingungen, die Personalsituation und die Anforderungen verschiedener Instanzen an die Pflegenden.

Pflegende als Opfer der Rahmenbedingungen

»*Ich finde die Arbeitsbedingungen in Einrichtungen derart (–) als Gewalt gegenüber den Angestellten, den Pflegenden. … Und zwar grobe Gewalt, sowohl psychischer wie physischer Art*« (2w, S. 9).

Diese Art der Gewalt »*… ist der Boden für die Entstehung der Gewalt gegenüber Bewohnern*« (2w, S. 9). Diese Interviewte geht davon aus, dass die Arbeitsbedingungen in Kombination mit den »*… Aggressionen der Bewohner … eine gewisse Gewaltbereitschaft fördern. Ja*« (2w, S. 9)?

Dieser Nährboden der Gewalt wird weiterhin begünstigt durch eine Tätigkeit, an der ist »*… ja irgendwo doch nichts mehr schön und man freut sich auf nichts mehr. Es ist ein hoher Routineanteil an dieser Arbeit. … Und wenn diese Routine sich dann auch noch unerfreulich gestaltet …*« (2w, S. 10). Die Pflegende beschreibt ihr Bestreben, den Job zu machen bei Erhaltung der eigenen Gesundheit und »*… das [Betonung], denke ich mir, ist natürlich wirklich der Boden, auf dem Überdruss und dann auch Gewalt sehr leicht wachsen kann*« (2w, S. 10).

Ein Teilnehmer gibt in Momenten der Überforderung an: »*… dann fühle ich mich auch irgendwo als Opfer der Verhältnisse der Altenpflege, und das ist sicherlich so eine Art von Gewalt, … die von außen kommt [nachdenklich]*« (3m, S. 7).

Er erläutert, dass er »*… über die Situation hinausschaut*«, und die Strukturen hinterfragt, wie z. B. »*… eine Pflegekraft [nachts, Anm. d. Verf.] ganz alleine in einem Haus mit 40 Bewohnern Dienst tut, und ob man dann nicht solchen Überforderungssituationen, und das ist es für mich halt, schon irgendwie Vorschub leistet*« (3m, S. 4)?

Diese Struktur wird von ihm bei Vorgesetzten immer wieder angesprochen, da ja dadurch keine Kollegen diskreditiert werden, »*… und dann heißt es immer, ja mehr lässt der Personalschlüssel halt nicht zu*« (3m, S. 4). »*Wie oft hat man das erlebt, dass wir chronisch unterbesetzt sind*« (5m, S. 5)?

An dieser Stelle kommt der Pflegende zu der Feststellung, dass das »*… eine politische Geschichte*« ist, da »*… irgendwelche politisch Verantwortlichen eine Entscheidung treffen über ein Haus, das sie niemals von innen gesehen haben und das sie niemals von innen sehen werden*« (3m, S. 4).

Politiker werden für die Zustände in der Altenpflege verantwortlich gemacht. »... *das geht eigentlich bis hoch in die Politik. Die eigentlich für den Zustand so in der Altenpflege zuständig sind. ... Die Gewalt in der Pflege wird von oben gesteuert«* (6w, S. 9 f.).

Zu dem gleichen Fazit kommen mehrere Befragte, indem Überbelastungen beschrieben werden, in denen es schwierig ist, Prioritäten zu setzen. »*Wir haben 45 Bewohner und sind im Spätdienst zu dritt und im Frühdienst, wenn wir Glück haben, zu fünft ..., und dann sollen ... alle ordentlich aussehen und alle gegessen und getrunken haben und beschäftigt werden, und da weiß man manchmal überhaupt nicht, was man zuerst machen soll. Und irgendwann kann man einfach auch nicht mehr*« (4w, S. 4).
Die Überforderung des Personals aufgrund der Personalsituation ist, so äußert sich eine Gesprächspartnerin, »... *eigentlich für mich der Grund, weshalb so viel Gewalt geschieht«* (6w, S. 2 f.).
Die Befragte schildert weiterhin, »... *wenn ich zuständig bin für ... zehn bis 15 Bewohner und äh, ich kann nicht überall so fungieren oder kann nicht so mit dem Bewohner zusammenarbeiten oder den optimal versorgen, wie er es eigentlich brauch'. Aber das funktioniert so einfach nicht*« (6w, S. 2 f.).

Die Befragten erläutern, dass Gewaltanwendungen auch stattfinden, um den MDK-Forderungen gerecht zu werden. »*Das interessiert den [MdK, Anm. d. Verf.] einfach nicht, ob die Bewohner dann nicht essen oder trinken wollen. ... Die gucken nur auf diesen Einfuhrplan und gucken, was darauf steht, alles andere ist uninteressant*« (4w, S.1 f.).
Auch durch die Zunahme an administrativen Aufgaben ist, »... *ein Quantum mehr an Arbeit zu leisten für MDK usw. und wir dadurch auch ein Stück weit überfordert sind ...*« (5m, S. 5). Aus diesem Grund, am Beispiel einer Bewohnerin beschrieben, werden die Bedürfnisse ignoriert: »*Dass wir aufgrund unserer anderen Tätigkeiten, die wir so im Alltag haben, sie eigentlich untergeht und Wünsche und Bedürfnisse bei ihr zu kurz kommen ...*« (5m, S. 3).
Trotz aller Belastung, z. B. im Bereich der Körperpflege gegen den Willen des alten Menschen, geben die Probanden an: »*Auf der anderen Seite bist du wieder froh und sagst dir, jo, jetzt kannst du deinen Leistungsnachweis abzeichnen, ... hast jetzt dem Medizinischen Dienst oder wem auch immer Genüge getan ...*« (6w, S. 6).
Es gibt zu viele Aufgaben, »... *die rund um die Pflege laufen*«, die die Pflegenden überfordern, »... *nicht bloß ich jetzt, sondern ich sprech' jetzt im Allgemeinen von vielen Pflegekräften, denen das so geht, ne*« (6w, S. 3)?
Wie das Pflegepersonal Gewalt an der eigenen Person durch übergeordnete Ebenen erlebt, präzisiert eine Interviewte: »*Das geht los bei Pflegedienstleitung, Heimleitung, übergeordnete, äh, Heimaufsicht, Medizinischer Dienst, die Anforderungen von Seiten dieser Institutionen werden immer höher und immer mehr ...*«, höhere Anforderungen durch »... *noch welche Pläne, noch welche Sachen auszuarbeiten, Personalkürzungen ..., die Übergeordneten, die [Betonung] tun uns manchmal Gewalt an*« (6w, S. 9).

Unter Bezug auf die Rahmenbedingungen entsteht eine weitere Kategorie mit der Aussage, dass eine menschenwürdige Pflege unter bestimmten Bedingungen nicht möglich ist.

Pflegeschlüssel verhindert menschenwürdige Pflege

Ein Teilnehmer stellt fest, dass die von übergeordneten Instanzen getroffenen Entscheidungen hinsichtlich des Personalschlüssels eine menschenwürdige Pflege verhindern. »*Ja, und diese Entscheidungen haben, wenn man das dann, ja auf das Verhältnis Pflegekraft – Pflegebedürftiger bezieht, unter Umständen fatale Konsequenzen. Es ist sicherlich so, dass diese Entscheidungen eine menschenwürdige Pflege, das, was man als Wert in der Ausbildung auch vermittelt bekommt, sehr, sehr erschweren*« *(3m, S. 4 f.).*

Im Vordergrund der Auseinandersetzungen mit den Personalstrukturen steht die Einschätzung, dass bei mehr Zeitreserven ein angemessenerer Umgang mit den alten Menschen möglich wäre.
Wird der Stress und der Druck von den Pflegenden genommen, »*... dann bin ich also, ja geh' ich einfach besser, denk ich mir, mit dem Bewohner um, was heißt besser, das ist Quatsch, aber, äh, dann habe ich einfach die Zeit, die ich mir nehmen kann, für den, die der brauch'*« *(6w, S. 3).* Bei der Schilderung der Gewaltanwendung der Klingelentfernung nimmt die Befragte an: »*... wenn ich vielleicht dann die Zeit hätte, mich mit demjenigen, der muss ja irgendwas haben, der ist unruhig, der klingelt aus diesem Grund, ... mich ans Bett zu setzen und zehn Minuten, Viertelstunde mich mit dem zu unterhalten, wäre derjenige vielleicht ruhiger und würde nicht mehr klingeln*« *(6w, S. 3 f.).* Aber unter den gegebenen Umständen bleibt ihr die Entfernung des Störfaktors als einzige Möglichkeit.

Eine Interviewte fokussiert die Lebensumstände von Bewohnern einer Pflegeeinrichtung.

Lebensbedingungen im Heim schüren Gewalt

Die Gewalt, »*... gerichtet von Pflegekräften zu alten Menschen und alten Menschen zu Pflegekräften ...*«, hat »*... was damit zu tun ..., dass meiner Ansicht nach die Unterbringung in Heimen, so wie sie heute praktiziert wird, keine »artgerechte« Haltung von alten Menschen ist, so möchte ich das jetzt mal in Anführungsstrichen nennen*« *(2w, S. 9).*
Sie vertritt die Ansicht, dass die Bedürfnisse, »*... die zu einem erfüllten Leben gehören ...*« *(2w, S. 9),* in einer Einrichtung nicht berücksichtigt werden. Daraus resultieren weitere Entwicklungen.
Die alten Menschen beurteilen die Pflegenden nach ihrer Erfahrung eher als »*sehr aggressiv und sehr negativ*« *(2w, S. 9),* was aus einem Neid der alten Menschen auf die Pflegenden, die die Einrichtung nach ihrer Schicht verlassen können, entspringt. »*Bewohner denken, ... dann gehen wir raus und dann tobt das Leben. Dann haben wir Vergnügen, dann haben wir Familie, dann haben wir Freunde, dann können wir unseren Neigungen nachgehen, wie auch immer. Dass das überhaupt nicht so ist*

[betont], weil dieser Job ja nicht an der Stechuhr endet, das machen sie sich nicht klar ...« (2w, S. 9).

Die Bewohner können die Einrichtung nicht verlassen *»... und müssen diese elende Eintönigkeit Tag für Tag erleben. Der Neid der Bewohner schürt Gewalt und Aggressivität gegenüber den Pflegenden oder Unfreundlichkeit oder sehr forderndes Verhalten und so einen gewissen Bewohneregoismus. Ich und ich und ich, sonst überhaupt niemand«* (2w, S. 9).

Aus der Sicht der Pflegenden stellt die mangelnde gesellschaftliche Unterstützung und Akzeptanz der Altenpflege eine weitere Ursache für die problematischen Verhältnisse dar.

Altenpflege hat keine Lobby

Als eine Ursache für die Situation in der Pflege geben die Befragten den fehlenden Stellenwert des Altenpflegeberufs an. *»Sämtliche Berufe, die wir haben, da ist der Berufsstand so hoch, aber Altenpflege, also dafür, also der größte Teil der Bevölkerung beschäftigt sich nicht mit der Altenpflege«* (6w, S. 9).

Ein Teilnehmer schildert seine Erfahrung, dass ihm von Mitgliedern anderer Berufsgruppen Mitleid bekundet wurde: *»... und dann sagte einer dazu: Och, das tut mir aber Leid. Ja und dann war ich natürlich persönlich schon schockiert, dass ... offensichtlich kein Stellenwert in der Gesellschaft da ist und ganz diffuse Vorstellungen davon da sind, was eigentlich ein Altenpfleger arbeitet. Also ich denke, das spielt auch da mit rein«* (5m, S. 5 f.). Doch trotz dieser verletzenden Erfahrungen vertritt er mit Stolz und Selbstverständnis den Altenpflegeberuf.

Eine weitere Befragte stellte in ihrem Kollegenkreis fest, *»... viele scheuen sich ... davor irgendwo anzugeben, dass sie Altenpfleger sind. Ne? Die mir sagen: ›Wenn ich irgendwo bin und die fragen nach meinem Beruf, ja dann sag' ich, bin Krankenschwester oder wie auch immer‹«* (6w, S. 9 f.).

Die Pflegende sieht die Ursache für dieses Verhalten in den Negativschlagzeilen der Presse und nimmt an, dass Altenpflegekräfte Angst haben, mit den geschilderten Vorfällen in Verbindung gebracht zu werden, *»... wie du bist eine davon? Lasst die Leute verhungern oder verdursten oder ihr schlagt die Bewohner oder was weiß ich. All die Dinge, die groß in der Zeitung stehen«* (6w, S. 9 f.).

Sie prangert an: *»... das Andere, was eigentlich auch Gutes getan wird, ... steht nicht in der Zeitung drin. ... Ne? Und das eigentlich der Beruf Altenpflege der ist, der hat keinen guten Ruf«* (6w, S. 9).

Eine Befragte berichtet davon, dass sich die Rahmenbedingungen nicht ändern, solange Pflegende nicht mitteilen, wie es ihnen geht. *»Dieses Thema, wirklich ... vielleicht auch mal, ja, in die Öffentlichkeit damit gehen, wie es eigentlich in, ja, den Pflegekräften auch geht dabei«* (6w, S. 10).

Besonders die Pflegedienstleitung und die Heimleitung der eigenen Einrichtung, aber auch z. B. das Versorgungsamt, *»... also alle übergeordneten Institutionen müssen da drüber informiert sein. Die müssen wissen, wie geht es dem Personal«* (6w, S. 10)?

Einige Interviewteilnehmer konstatieren, dass nach ihren Erfahrungen Kommunikation nicht immer erfolgt, sondern eher das Gegenteil der Fall ist.

Gewalt wird totgeschwiegen

Das Totschweigen der Thematik geschieht auf der Ebene der Teams, aber auch auf höherer Ebene.

Pflegende machen die Erfahrung, dass »... *man da an diesem Punkt einfach an Mauern stößt, weil einfach gesagt wird, so was gibt es doch gar nicht, das einfach auch ein Stück weit verdrängt wird« (5m, S. 4).*

Der Versuch, physische Gewalt gegen einen Bewohner im Team zu thematisieren, scheiterte. »*Und das wurde insgesamt im Team, sag ich mal, im Team natürlich nicht ausgebreitet, es wurde untern Tisch sozusagen gekehrt« (5m, S. 2).*

Wegen fehlender Teamgespräche und Unterlassen der Anzeige bei Vorgesetzten werden Problematiken nicht thematisiert. »*Aber eine Klärung im gesamten Team fand nicht statt« (5m, S. 3 f.).*

»*Die Gewalt in der Pflege wird von oben gesteuert. Da wird nichts dagegen getan« (6w, S. 10).* Interviewteilnehmer beschreiben, dass übergeordnete Instanzen wie MDK oder Versorgungsamt erst »... *kommen, wenn sich der Angehörige beschwert hat ... Erst dann, wenn was passiert, dann kommen sie« (6w, S. 10 f.).* Nach Ansicht der Befragten müssen die übergeordneten Ebenen beteiligt werden und dürfen »... *dieses Thema nicht als Tabuthema betrachten. Die müssen da drüber informiert sein« (6w, S. 10).*

Neben den Rahmenbedingungen benennen die Interviewten weitere Faktoren, die die pflegerische Beziehung beeinflussen können und dazu beitragen, dass es zu verschiedenen Formen der Gewaltäußerung kommt.

5.2 Personelle Einflussfaktoren

Mangelnde Professionalität

Die Haltung und Herangehensweise mancher Pflegenden wird insgesamt als unprofessionelles Handeln bezeichnet, wobei Überforderung und Überbelastung als Ursache angegeben werden. »*Also ich habe auch so dunkle Momente, also, in mir selbst gefühlt ...« (3m, S. 4).* Hier wird Unprofessionalität als »... *Ausdruck der tiefen Verzweiflung der Pflegekräfte, ... die da durchkommt« (3m, S. 4)* gesehen.

Die eigenen erlebten dunklen Momente schaffen ein Verständnis des Befragten für das Verhalten der Kollegen, »... *dann kann ich ... so ein bisschen diese Verzweiflung der Pflegekraft nachempfinden« (3m, S. 4).* »*Also oftmals ein Stück weit ... unprofessionelles Arbeiten. Das ist ein Faktor, ... der Gewalt auslösen kann« (5m, S. 2).* Zu dieser unprofessionellen Arbeit zählt auch, »... *dass die Arbeit ganz einfach nicht geplant wird ...« (5m, S. 5).*

Eine weitere Befragte schließt sich inhaltlich diesen Aussagen an: »... *ich denke, das liegt vielleicht auch an der Überbelastung, wenn, eine Kollegin habe ich, ich denke mal, die hat so ein richtiges Burn-out-Syndrom, die reflektiert nicht mehr, was sie tut*« (4w, S. 4). Hinzu kommt die Ignoranz des Wissens um die typischen Verhaltensmuster demenziell erkrankter Menschen, wodurch nach Ansicht einer anderen Befragten der angemessene Umgang z. B. mit einer bestimmten Bewohnerin nicht möglich ist. »*Wir haben da so eine Bewohnerin, die sagt den ganzen Tag:* ›Oh Gott, was mache ich dann jetzt? Was passiert dann jetzt?‹ *Und die wiederholt sich halt laufend. ... Die Kollegin muss doch das Verhaltensmuster kennen*« (4w, S. 4). Diese fehlenden Kenntnisse trotz Ausbildung werden noch bestätigt: »... *dass oftmals auch ein gewisses Unverständnis da ist, d. h. gewisse Leute einfach nicht wissen, wie sie mit Situationen umgehen sollen*« (5m, S. 3).

Eine andere Pflegende beschäftigt sich ebenso mit der Burn-out-Thematik: »*Wie viele Mitarbeiter haben das, ohne dass sie das wissen oder stehen kurz davor? Ja, die ihr eigenes Handeln auch einfach nicht mehr hinterfragen können*« (6w, S. 10).

Es gibt Pflegende, sowohl ausgebildete als auch nichtausgebildete Personen, die »... *halt so handeln, wie sie denken ...*« und ihren eigenen Maßstab als richtungsweisend einstufen: »... *die einfach davon ausgehen, das, was ich jetzt getan habe, ist richtig und da drüber nicht nachdenken. Die gibt es mit Sicherheit. Viele. Das müssen nicht nur Hilfskräfte sein, das ist mit Sicherheit auch bei ausgebildeten Fachkräften ...*« (6w, S. 10).

Die Pflegende geht davon aus, dass Supervision helfen könnte, das eigene Verhalten kritisch zu hinterfragen, wobei dieses Angebot in der Vergangenheit aber kaum angenommen wurde. »*Wir hatten das zwar mal angeboten bekommen, aber das wurde eigentlich nie so intensiv genutzt, (–) leider*« (6w, S. 6).

Eine andere Vermutung ist, dass »... *der persönliche Misserfolg ... Gewalt auslösen kann. Also, d. h. die eigene Zielvorstellung von dem Verhalten, was erwünscht wird, dass die nicht eingetroffen ist und das zu Gewalt geführt hat, ja*« (5m, S. 2)? In dem Moment, wenn »... *die Erwartungshaltungen der Pflegekräfte zu hoch sind ...*« (5m, S. 5), kommt es beim Nichterreichen des gewünschten Verhaltens der Bewohner zu Frustgefühlen bei den Pflegenden.

Es wird von dem Gesprächspartner geschildert, »... *dass man eigentlich persönliche ... Wertvorstellungen zu sehr mit in die Pflege einbringt, persönliche Normen überträgt auf die Bewohner ...*« (5m, S. 5). Misslingt es den Pflegenden, die eigenen Normen, z. B. bei der Körperpflege, auf die alten Menschen zu übertragen, werden Druckmechanismen eingesetzt, die »... *dann letztlich, denk' ich schon, zu Gewalt führen können ...*« (5m, S. 5).

Verstärkend wirkt in diesem Zusammenhang, dass die Pflegenden »... *zum Teil mit der eigenen Gefühlswelt sich so auseinander gesetzt haben oder setzen, weil sie so überfordert sind, dass sie ... nicht bereit sind, auf andere einzugehen oder nicht eingehen können*« (5m, S. 3).

Schwierigkeiten im Team

Als potenzielle Gewaltauslöser werden zwischenmenschliche Unstimmigkeiten im Team genannt. Es ist nicht möglich, durch die fehlende Reflexion gemeinsame Ziele aufzustellen, »... *dass man das auf einen Nenner bringen kann* ...« *(5m, S. 3)*.
Ähnliche Erfahrungen schildert eine andere Teilnehmerin anhand des Beispiels der Verweigerung von Toilettengängen. Hier wird deutlich, dass das Team nicht einheitlich gearbeitet und hinsichtlich der damit verbundenen Gewaltproblematik keine Lösung gefunden hat: »... *es war sehr schwierig, das zu klären, weil die Kollegin da überhaupt keine Einsicht hatte. ... Wir haben das im Team dann besprochen* ...« *(6w, S. 8)*. Absprachen konnten erst getroffen werden, »... *nachdem die Schwester weg war von Station [lacht]. Das war die einfachste Lösung*« *(6w, S. 8)*. Zuvor war aber die Bewohnerin weiterhin einer als Gewalt definierten Umgangweise ausgesetzt. Die Teammitglieder waren verunsichert und hatten Angst »... *vor den Repressalien der Schwester ... Weil die Schwester, ja äh, auch noch eine leitende Schwester ... war*« *(6w. S. 8)*.

Ein Gesprächspartner tätigt aufgrund seiner Erfahrungen die Aussage, dass es nicht nur Gewalt gegen Pflegebedürftige gibt. Auch handelt es sich nicht lediglich um Unstimmigkeiten im Team, »... *sondern ... unter den Mitarbeitern untereinander findet Gewalt statt, ja? Wenn dann da so Sachen kommen wie ›Du hast die Frau Sowieso nicht richtig gepflegt‹ und das ... dann ausufert in Streitgespräche, wo es dann durchaus auch mal persönlich wird. Also das ist auch ein Zeichen von Gewaltbereitschaft, ja*« *(5m, S. 3)*?

Nach der Beschreibung der die Pflegebeziehung beeinflussenden Rahmenbedingungen und der personellen Faktoren reflektieren die Befragten, inwieweit Hilfen für Pflegende innerhalb der geschilderten Konstellationen notwendig und angemessen sind. Es werden potenzielle Unterstützungen dargestellt.

6 Potenzielle Unterstützungsmöglichkeiten für Pflegende

Pflegende erwarten Hilfestellung

Am Beispiel der Drohungen von Angehörigen von alten Menschen berichtet eine Befragte, dass die fehlende Unterstützung durch Personen der Leitungsebene Unverständnis, Ärger und ein Gefühl des Ausgeliefertseins bei den Pflegenden ausgelöst hat. »*Das kann doch nicht sein, dass sich die Schwestern … rassistische Äußerungen … gefallen lassen müssen, nur weil sie hier Mitarbeiter sind und … der Situation ausgeliefert sind. Und es wurde eigentlich nicht reagiert. Und das hat mich total geärgert*« *(1w, S. 11)*.

Die Pflegenden selbst »*… konnten sich nicht wehren, weil ja kein Rückhalt von den Vorgesetzten gekommen ist, noch nicht mal von der Heimleitung. Das war 'ne Sauerei*« *(1w, S. 11)*. Trotz der Teilnahme der Pflegedienstleitung und der Heimleitung an den Teamgesprächen, in denen die Problematik offen geschildert wurde, gab es »*… keine Reaktion darauf*« *(1w, S. 11)*.

Die Befragte vertritt die Ansicht, dass das Mitarbeiterwohl über dem Angehörigenwohl stehen sollte. »*… dass man da einem Angehörigen so viel … Spielraum gibt, das verstehe ich echt nicht. Ich hätte mir wirklich gewünscht, … dass er Hausverbot gehabt hätte*« *(1w, S. 11)*.

Es muss eine klare Grenze gezogen werden, auch in Bezug auf die Belastbarkeit der Pflegenden: »*… wir können so nicht arbeiten. Irgendwo sind auch unsere Grenzen*« *(1w, S. 12)*.

Eine weitere Nuance bringt eine andere Interviewpartnerin ins Blickfeld. Sie vertritt die Anschauung, dass Gewalt gerade gegenüber demenziell erkrankten alten Menschen vermieden werden könnte, wenn in den Einrichtungen entsprechende Rahmenbedingungen für Menschen mit gerontopsychiatrischen Veränderungen geschaffen würden. »*Wir haben halt so gemischte Stationen mit Dementen und mit Leuten, die wirklich noch ganz klar denken können und … das passt dann einfach nicht*« *(4w, S. 3 f.)*. Diese Feststellung basiert auf dem Beispiel einer demenziell erkrankten Bewohnerin, die mit kotbeschmierten Händen an das Essen orientierter Bewohner geht.

Die nächste Art der Hilfestellung sind Unterstützungen für die Pflegenden, die sich im Bereich der Fortbildung bewegen. »*Und da denke ich, gibt's noch sehr viel Nachholbedarf, ja Schulungen, Supervision, was für einen wirklich hilfreich ist, wo ich dann sagen kann, ja, da ist mal jemand, mit dem kann ich darüber reden. Äh, der versteht mich und der kann mir auch Hilfestellung leisten*« *(6w, S. 5)*.

Die Interviewpartnerin spricht nicht nur von ihrem eigenen Hilfebedarf, sondern geht davon aus, »*… dass es über 90 % der Pflegemitarbeiter betrifft*« *(6w, S. 5)*.

Es wird konstatiert, dass dringender Handlungsbedarf besteht, um in den oben geschilderten Situationen einen angemessenen Umgang zu erreichen. »*Mach ich's richtig, mach ich's falsch? Keiner da, wo man das mal besprechen konnte, aber man braucht jemand«* (6w, S. 6).

Pflegende wünschen sich Ansprechpartner, die diese Hilfen bieten, wobei auch übergreifend Informationen hinsichtlich der Gewaltthematik ausgetauscht werden sollten. *»Aber ich denke da, da muss was getan werden. Mit allen Pflegekräften, mit allen. Und auch nicht nur mit den Pflegekräften, sondern auch es muss übergreifend sein«* (6w, S. 10).

Die Hilfen müssen von Seiten der übergeordneten Instanzen kommen, deren Aufgabe auch die Präventionsarbeit sein sollte. *»Ich muss vorher schon, bevor so etwas [Gewalt, Anm. d. Verf.] eigentlich stattfindet, da muss ich als Einrichtung oder als Institution dafür etwas tun, dass es gar nicht erst so weit kommt. Da ist der Ansatz, nicht erst dann, wenn das Kind schon in den Brunnen gefallen ist. Ne? Vorher ist es halt das Thema«* (6w, S. 10 f.).

Der Vorwurf ist, dass die Personen der übergeordneten Ebenen sich dann einschalten, wenn es bereits zu spät ist, ... *aber dass man es erst gar nicht so weit kommen lassen darf, das denke ich, muss erst mal in die Köpfe rein. Was dafür gemacht werden muss«* (6w, S. 11).

Neben den Fortbildungen der Mitarbeiter, den Angeboten von Supervision, einer offenen Kommunikation der Problematik und dem Vorhandensein von Ansprechpartnern wird vorgeschlagen, dass vor allen Dingen die ungelernten Pflegeassistenten eine Vorbereitung benötigen: *»... eine pflegerische Hilfskraft muss, bevor sie in ein Pflegeheim geht, ... vier bis sechs Wochen vorher so 'ne Schulung haben, muss auch vorher darüber informiert werden, was kommt auf mich drauf zu«* (6w, S. 11). Mit diesen Schulungen könnte erreicht werden, dass auf kritische Situationen hingewiesen wird und Handlungsalternativen dargestellt werden. *»Was mach' ich z. B., wenn sich jemand nicht pflegen lassen will? Was tu' ich dann? Das hat denen nie jemand gesagt ...«* (6w, S. 11).

Es wird aber auch gefordert, dass sich der Stellenwert der Thematik bereits in der Ausbildung verändern sollte: *»... intensiver, vielleicht die Ausbildung, ne? Ich weiß nicht, inwieweit das in der Ausbildung als Thema behandelt wird, in der schulischen halt? Und ... ich denke, da ist großer Nachholbedarf von Seiten Schule, wie auch immer. Der ist da«* (6w, S. 11).

Mit dieser Forderung nach Hilfestellung insbesondere dem Hinweis, die Gewaltproblematik stärker im Rahmen der Ausbildung zu thematisieren, schließt sich der Kreis zur ersten Kategorie »Auseinandersetzung mit Gewaltthematik erst im Pflegealltag«. Nach den Reflexionen der Pflegepersonen hinsichtlich der Präsenz des Gewaltphänomens im Pflegealltag folgen nun die Interpretation der Forschungsergebnisse und der Ausblick.

Teil IV
Interpretation und Ausblick

1 Interpretation der Forschungsergebnisse

Dieser Abschnitt der Arbeit ist der Interpretation der erhobenen und dargestellten Forschungsergebnisse gewidmet.

Nach der Literaturrecherche ergaben sich zahlreiche Fragen hinsichtlich der Gewaltthematik im stationären pflegerischen Alltag. Bezug nehmend auf diese Fragen verfolgte die Untersuchung die Absicht, herauszufinden, ob und inwiefern examinierte Pflegekräfte ihre Gewalterfahrungen in der stationären Pflegebeziehung reflektieren. Eine besondere Beachtung fand dabei auch die Rolle der Pflegenden als Opfer.

Im Rahmen der Untersuchung wurde eine bewusste Auswahl der Probanden vorgenommen[204]. So sollte erreicht werden, eventuelle Unterschiede in der Reflexionsfähigkeit in Abhängigkeit von verschiedenen Faktoren aufzuzeigen: der Anzahl der Berufsjahre, dem Geschlecht und der Berufsausbildung zur Krankenschwester oder zum Altenpfleger.

Diesbezüglich ist festzustellen, dass die Art der Ausbildung keinen Einfluss auf die Reflexionsfähigkeit der Probanden erkennen lässt. Zudem hat auch das Geschlecht keine sichtbare Auswirkung auf das Reflexionsvermögen.

Hingegen spielt die Anzahl der Berufsjahre eine Rolle. Es wird erkennbar, dass einerseits die Resignation bei den erfahrenen Pflegekräften deutlicher zum Ausdruck gebracht wird, andererseits aber auch eine größere Sensibilität für die Pflegesituationen und deren kritische Beurteilung vorliegt.

Auffallend ist im Rahmen dieser Untersuchung die Fähigkeit der Probanden, ihre subjektiven Perspektiven zu verdeutlichen. Es entstand der Eindruck, dass ein Ventil geöffnet und die Gelegenheit genutzt wurde, um Belastungen des Pflegealltags facettenreich zu veranschaulichen. Erstaunlich waren in Anbetracht des eher heiklen Gesprächsgegenstands ebenso die Offenheit der Befragten in den Interviewsituationen wie die sich entwickelnde Vertrautheit.

Die Reflexionen der Pflegenden umfassen die Beschäftigung mit dem Begriff der Gewalt, das Aufzeigen verschiedener Formen der Gewalt, die kritischen Auseinandersetzungen mit dem eigenen Handeln, mit Grenzen und Strategien im Umgang mit Gewalterscheinungen und zuletzt die Suche nach potenziellen Ursachen für die Gewaltentstehung und möglichen Hilfen zur Gewaltprophylaxe.

Betont wird von fünf der sechs Interviewteilnehmer, dass das Thema Gewalt erst im Pflegealltag präsent wird und in der Ausbildung eher eine unbedeutende Rolle einnimmt. Erlebnisse mit Pflegegewalt scheinen kennzeichnend für den Pflegealltag zu sein.

---

[204] Vgl. Teil II

In diesem Zusammenhang werden aber auch Unsicherheiten zur Sprache gebracht. Es scheint nicht klar, wo Gewalt beginnt und wo sie endet, woraus entsprechende, immer wiederkehrende Schwierigkeiten resultieren, das eigene Handeln zu beurteilen.

Bemerkenswert ist, dass neben dieser schwierigen Grenzziehung die Terminologie des Themenkomplexes sicher mit den jeweiligen individuellen Definitionen eingesetzt wird, obwohl bei der Mehrzahl der Befragten keine oder kaum theoretische Kenntnisse vorliegen.
Es wird deutlich, dass die Interviewten ihre subjektiven Theorien rund um die beobachteten Phänomene einsetzen, um mit der Thematik umgehen zu können.
Festzustellen ist zudem die Einordnung der Beobachtungen in entsprechende Kategorien hinsichtlich der verschiedenen existierenden Gewaltformen. Diese Gruppierung geschieht individuell; ein Gesichtspunkt, der nicht verwundert, denn auch in den durchgesehenen Fachpublikationen existiert kein einheitliches Definitionsbild.

Während der Interviews und der Auseinandersetzung mit den transkribierten Texten in der Bearbeitungsphase entstand zeitweise bei aller definitorischen Sicherheit der Probanden der Eindruck, dass das Bedürfnis bei Einzelnen bestand, sich durch Nachfragen oder Bekräftigung der Aussagen mit »... Ne«? oder »... Ja«? der Zustimmung der Interviewerin zu vergewissern.

Die von den Probanden erwähnte starke Gewaltpräsenz im Rahmen der täglichen Arbeit wurde in diesem Umfang nicht erwartet. Besonders die Ausführungen, in denen sich die Pflegepersonen selbst als Täter erleben, nehmen einen Großteil der Reflexionen in Anspruch.
Die Pflegenden stellen solche Schilderungen in den Mittelpunkt, in denen sie sich selbst als diejenigen erleben, die die Autonomie des alten Menschen täglich beschneiden.
Die persönlichen Erlebnisse zeigen, dass das Thema eine Vorrangstellung, wenn nicht sogar eine Sonderstellung im Berufsalltag einnimmt.

Einen besonderen Aspekt stellen die unterschiedlichen Gewaltäußerungen alter Menschen für die Pflegenden dar. Interessant ist bei aller Reflexionsdichte und den häufigen Übereinstimmungen der Aussagen, dass die Rolle der Pflegenden als Opfer weniger einheitlich geschildert und auch der Einfluss von Angehörigen sehr unterschiedlich beurteilt wird.

Bei den Probanden, die sich als Opfer von Gewalt erleben, zeigen sich   der Ratlosigkeit bis hin zu der Angst vor einer Eskalation der Situationen in Form von eigenen Reflexen zur Gegenwehr und dem Gefühl des Explodierens. An dieser Stelle wird die Verzweiflung der Pflegenden deutlich.

Ein Aspekt, der nur einmal zur Sprache kommt, aber trotzdem nicht unberücksichtigt bleiben soll, ist, dass auch Gewalt unter den Pflegepersonen herrscht. Das tägliche Miteinander, eine gemeinsame Zielsetzung und das Arbeiten im Sinne des alten Menschen werden dadurch erheblich erschwert. Hier spiegelt sich Rivalität unter den Pflegenden wider, sodass, in Anlehnung an *Schmidbauer*, eigene Aggressionen nicht nur auf den alten Menschen, sondern auch auf die Kollegen verschoben werden können.

Schmidbauer schildert diesen Aspekt vor dem Hintergrund seiner Darstellung des Helfer-Syndroms. Den Grund für diese Verschiebung aggressiver Gefühle sieht er darin, dass der Helfer Solidarität in seiner Beziehung zum Klienten bewahren muss, um die angestrebte Anerkennung nicht zu gefährden[205].

Insgesamt werden die Emotionen eindrucksvoll dargestellt, sodass die Schilderungen sehr gut nachvollziehbar sind und Verständnis für das Handeln oder die jeweilige Gefühlssituation geweckt wird.
Die Gefühle reichen von Ratlosigkeit, Hilflosigkeit, Unsicherheit, Überforderung über Druck und »*Vergewaltigung*«[206] von alten Menschen bis hin zum empathischen Umgang mit den Bewohnern.
Der Hinweis auf eine gewisse eigene emotionale Unsicherheit zieht sich bei den Schilderungen der Pflegebeziehungen wie ein roter Faden durch alle Interviews. Diese Unsicherheit beruht auf der Tatsache, dass das eigene Handeln als solches nicht mit den angestrebten Idealen vereinbar scheint.
Aufschlussreich erscheint die Fähigkeit der Pflegenden, Antworten zu finden auf die Vielfältigkeit ihrer Gefühle, die mit dem Pflegealltag verbunden sind. Trotz dieses »*Gefühlscocktails*«[207] suchen die Betroffenen nach Erklärungen für die Beobachtungen, um auch entsprechende Handlungsstrategien für sich ableiten zu können.
Die Auseinandersetzungen erfolgen aber nicht nur auf der Basis der durchlebten Emotionen, sondern sind gekennzeichnet durch vielfältige rationale Anteile.
Doch trotz aller Reflexion fehlt die Auseinandersetzung auf einer professionellen Ebene. Alle Probanden entwickeln individuelle Strategien für ihr Handeln.

Vielfältige Barrieren erschweren aus der Sicht der betroffenen Pflegepersonen die Vermeidung von Gewalt im Alltag. Dazu gehören die Einbindung in hausinterne Machtstrukturen durch Vorgaben der Pflegedienstleitung und der Heimleitung sowie externe Vorgaben durch den MDK und die Heimaufsichtsbehörde.
Die Mitverantwortung dieser Instanzen, aber auch der Ärzte, für Sachverhalte, die als Gewalt definiert werden, wird in den Interviews kritisch aufgezeigt. Es kann vermutet werden, dass dies vor dem Hintergrund der erlebten Realität auch ein Schutzmechanismus ist, um nicht als einziger Verantwortlicher für die Nichtberücksichtigung der Bedürfnisse der alten Menschen zurückzubleiben.

Den Anforderungen und Rahmenbedingungen gegenüber steht das individuelle Bestreben der Pflegenden, den pflegerischen Aufgabenstellungen und der damit verbundenen Verantwortung gerecht zu werden.
Dieses Bestreben ist aber auch ein Versuch, das eigene Gewissen mit dem eigenen Pflegehandeln in Einklang zu bringen. Von den Befragten wird ein permanenter Konflikt zwischen dem Bemühen um Humanität und der Leistungsfähigkeit der Institu-

---

205 Vgl. *Schmidbauer* 1997, 148 f.
206 Vgl. Teil III, 73
207 Vgl. Teil III, 79

tion festgehalten, der an *Goffmans* Ausführungen zur totalen Institution[208] erinnert. Es entsteht der Eindruck, dass die Arbeit, so wie sie gefordert ist, nur schwer mit dem eigenen Verständnis von Pflege und den vermittelten Idealen aus der Zeit der Ausbildung zu vereinbaren ist[209].

Vielleicht ist das anfängliche Bestreben nach einer »ganzheitlichen« Pflege auch eine der Ursachen für das von den Pflegenden geschilderte Scheitern der Bemühungen. »*Die hochgelobte patientenorientierte Medizin und Pflege, die auch unter dem Begriff ›Ganzheitlichkeit‹ modern verpackt ist, kann sich genau als Belastung für die Pflegenden herausstellen und als ›tödlich‹ für den Berufsstand*«[210]. Die Idee der Ganzheitlichkeit ist in der Pflege der Versuch, den Pflegebedürftigen zu verstehen, verbunden mit der Hoffnung, »*einen pflegegenuinen Bereich definieren zu können und die Bedeutung des Berufsstandes zu steigern*«[211].

Die ganze Ambivalenz der pflegerischen Hilfe wird in jener Kategorie deutlich, die aussagt, dass Pflege ohne Gewalt nicht möglich ist. Einerseits ist die Gefährdung eines alten Menschen eine Gewaltanwendung, andererseits ist die Abwendung von Gefährdung gegen den Willen des Betroffenen ebenso Gewalt.

In diesen Darstellungen werden die Widersprüche, mit denen Pflegende zu kämpfen haben, besonders deutlich. Es entsteht der Eindruck, dass im Pflegealltag ständig Entscheidungen zu treffen sind, welche Art der Gewaltanwendung die geringfügigere zu sein scheint.

Dies kann, so zeigen die Interviews, zu Resignation führen, weil es schwierig erscheint, diesem Druck auf Dauer standzuhalten.

Die Ratlosigkeit mündet in dem Gedanken, aus dem Beruf zu flüchten.

Eindrucksvoll ist die Tatsache, dass die Pflegepersonen bei der Suche nach den Ursachen für die Entstehung von Gewalt auch potenzielle Fehler durch die eigene Person einbeziehen. Hier zeigt sich eine bemerkenswerte Bereitschaft zur differenzierten Reflexion.

Die Zusammenhänge zwischen den strukturellen sowie den intra- und interpersonellen Bedingungen als Gewaltauslöser werden von einigen Befragten im Kontext des Burn-out-Syndroms gesehen. In dem Moment, in dem ein gefährdetes Individuum auf eine gefährdende Umwelt trifft, kann sich die von den Pflegenden im Kollegenkreis beobachtete Symptomatik einer inneren Erschöpfung entwickeln.

Einige Befragte schildern auch eine persönlich gefährdende Frustration in der täglichen Arbeit. Beabsichtigt wird, die eigene Arbeit professionell zu erledigen und anderen Menschen etwas Gutes zu tun. Doch schlägt sich diese Intention nicht immer in der realen Pflegebeziehung nieder. Im Gegenteil, die Pflegenden fühlen sich Aggressionen von Bewohnern ausgesetzt und beschreiben mit den enttäuschten

---

[208] Vgl. *Goffman* 1973, 82
[209] Vgl. Teil III, 85
[210] *Schmidbauer* 1993, 78
[211] *Stemmer* 2001, 132

Erwartungen und dem empfundenen Kontrollverlust mögliche Ursachen für die Entstehung einer Burn-out-Symptomatik[212].

Schmidbauer macht dazu die wichtige Ergänzung, dass ein Ausbrennen des Helfers noch nicht gegeben ist, solange Enttäuschungen noch reflektiert werden können[213].

Die Interviewten sind gut in der Lage, ihre zahlreichen Erfahrungen in Pflegesituationen zu verbalisieren und diese Wahrnehmungen klar einzuordnen.

Aufgrund dieser Fähigkeit zur Verbalisierung könnte davon ausgegangen werden, dass Gewalt durchaus zum Gesprächsgegenstand im Pflegealltag gemacht wird. Aber in den Interviews wird eher das Gegenteil beschrieben: Gewalt wird überwiegend totgeschwiegen und tabuisiert – von den Leitungsebenen bis hin zur Teamebene.

Diese Tabuisierung ist angesichts der fehlenden theoriegeleiteten Auseinandersetzung mit der Thematik nicht verwunderlich. Der fehlende Background könnte als eine Ursache gesehen werden für die Entstehung einer gewissen Scham und Angst vor der Verbalisierung.

Die vorhandenen subjektiven Theorien reichen nicht aus, um von der eigenen Betroffenheit in die erforderliche Distanz zu gelangen und grundsätzliche Problemlösungen anzustreben.

Die Probanden geben sehr konkrete Hinweise auf die Notwendigkeit der Unterstützung, erkennen ihren Hilfebedarf, verbalisieren dies ausdrücklich und geben mögliche Modelle der Hilfe an, z. B. Supervision, hausinterne Fort- und Weiterbildung oder Schulung von Pflegeassistenten. Diese Vorschläge sind sinnvolle Maßnahmen, deren Umsetzung in die Pflegepraxis eine notwendige Hilfe darstellen könnte. Die Ablehnung von Supervisionsangeboten durch das Kollegium wird von einer Befragten negativ bewertet. Die Tatsache, dass evtl. die Kraft für die Auseinandersetzung in Supervisionssitzungen bei den Pflegenden fehlt, wird nicht berücksichtigt.

Zusammenfassend kann die Forschungsfrage eindeutig beantwortet werden. Gewalt in der Pflege wird von den an der Untersuchung teilnehmenden Probanden als Bestandteil der pflegerischen Beziehungen anerkannt und sehr kritisch gespiegelt. Dabei werden mehrdimensionale Perspektiven eingenommen. Dies ist umso erstaunlicher, als eine vorherige Auseinandersetzung mit der Thematik fehlt.

Das umfassende Reflexionsvermögen wurde in dieser Differenziertheit nicht erwartet, umso mehr war die Auswertung der Interviews mit Spannung, Freude und Erstaunen verbunden.

Die Ergebnisse bieten durch ihren Facettenreichtum wesentliche Ansatzpunkte zur weiteren Verwertung in Pflegepraxis und Pflegeforschung.

---

[212] Vgl. *Burisch* 1994
[213] Vgl. *Schmidbauer* 1997, 15

2 Potenzielle Bedeutung der Forschungsergebnisse

Die vorliegende Arbeit könnte ein Anstoß für weitere Studien sein. Die Untersuchungsergebnisse zeigen auf, in welchem moralischen Dilemma Pflegepersonen sich im Kontext der Anforderungen des Pflegealltags erleben. Diese Perspektive bleibt in der gesichteten Literatur weitgehend unberücksichtigt.

Würde durch weitere Untersuchungen, sowohl mit Hilfe qualitativer als auch quantitativer Forschungsdesigns, eine Bestätigung dieser Ergebnisse bezüglich der Einstellungen und Bedürfnisse von Pflegenden erfolgen, müsste daraus resultieren, dass Pflege- und Sozialwissenschaft solche Fragen aufgreifen und entsprechende Erkenntnisse bereitstellen, um die emotionale Unsicherheit und Überforderung der Pflegenden zu reduzieren. Auch wäre es vielleicht möglich, den Pflegenden bei ihrer Suche nach Verhaltensalternativen, Rollenbildern und Coping-Strategien behilflich zu sein. Das ausgeprägte Reflexionsverhalten und der Redebedarf könnten für die Forschung verwertet werden, um theoretische Konzepte zu entwickeln, die für die Praxis nutzbar gemacht werden können.

Die vorliegenden Forschungsergebnisse sind auch von Bedeutung für die Pflegeausbildung. Vermittelt werden müssten Erkenntnisse zum Thema der Gewalt in Pflegebeziehungen bereits in der Ausbildung von Pflegenden. Die Interviewten machen deutlich, dass zurzeit auch im Bereich der Ausbildung eine Art der Tabuisierung geschieht.
Die Präsenz von Gewalt im Pflegealltag erfordert, dass dieser Aspekt innerhalb der Lernbereiche Beachtung findet, um die Auszubildenden prospektiv auf die Grenzen in pflegerischen Beziehungen vorzubereiten und Reflexion und Handlungsalternativen zu bieten. Die Fähigkeit der Auszubildenden kann dahingehend unterstützt werden, diese Grenzen als solche zu erkennen, zu beachten und zu schützen.
Die Thematik der Gewalt erscheint nach Aussagen der Befragten in den Beziehungen zwischen alten Menschen und Pflegenden einen Charakter einzunehmen, der für weitere pflegerische Interaktionen exemplarisch zu sein scheint und bedarf von daher schon in der Ausbildung eines besonderen Stellenwertes.

Pflegepersonen, die permanent dem Druck durch die Rahmenbedingungen ausgesetzt sind, benötigen zur professionellen Pflege Handlungsrichtlinien, die einen Umgang mit der Problematik erleichtern und ihnen tägliche oder stündliche Grundsatzentscheidungen für oder gegen Gewalt ersparen.
Dann ist für die pflegerische Praxis aufgrund der beschriebenen Erfahrungen die Überlegung anzustellen, ob nicht nur die Existenz, sondern auch die Umsetzung der institutionellen Pflegeleitbilder und Pflegekonzepte gesichert werden kann. So sind z. B. der Schutz des alten Menschen und die Wahrung seiner Autonomie Sachverhalte, die in einem Pflegeleitbild formuliert sind.
Die Umsetzung einer solchen Philosophie in die Praxis ist ein Komplex, der einer Auseinandersetzung in einer gesonderten Arbeit bedarf.

Des Weiteren bildet die Bereitschaft und die Fähigkeit der Interviewten zur Reflexion eine Basis, an die angeknüpft werden kann. Ein professioneller Umgang mit Gewalt ist im Bewusstsein ihrer täglichen Existenz in der pflegerischen Beziehung nur möglich, wenn diese thematisiert wird.

An diesem Punkt sind die Leitungsebenen gefragt. Die Interviewten beschreiben sehr eindrucksvoll, dass sie den Rückhalt durch die Vorgesetzten vermissen, um grundlegende Probleme der Pflegebeziehungen im Sinne aller Beteiligten lösen zu können. Wichtig erscheint der Aspekt, dass die Kommunikation und Reflexion der Problematik im Team begleitet wird.

Zu den Aufgaben der jeweiligen Institution sollte es gehören, einen Rahmen zu bieten, der ein vom Arbeitsalltag abgegrenztes Zusammenwirken z. B. in Supervisionssitzungen ermöglicht, sodass Gefühle und Phantasien geäußert werden können.

Es bedarf darüber hinaus des Bewusstmachens, dass z. B. das Verhalten von Kollegen oder das Anzeigen von Gewalt durch Bewohner in einer Institution nicht tabuisiert werden darf.

Dadurch kann einerseits einer Mitwissergleichgültigkeit[214] entgegengewirkt und der Grundstein für Maßnahmen zur Verhütung von Eskalationen gelegt werden. Andererseits kann verdeutlicht werden, dass das Ansprechen der Gewaltthematik keine Schande ist und einzelne Pflegepersonen nicht allein mit ihren Erfahrungen stehen.

Bevor ein Phänomen verändert werden kann, sei es zukunftsgerichtet im Sinne der Prävention oder konkret eingreifend als Intervention, sind Prozesse des Annäherns, Betrachtens und schließlich des Verstehens notwendig. Dann ist die Auswahl adäquater Maßnahmen an den herauskristallisierten Bedingungsfaktoren zu orientieren. Dieser Prozess erfordert die von den Befragten überwiegend vermisste kontinuierliche Kommunikation.

Die übereinstimmend in der Literatur und in den Interviews beschriebene Arbeitsüberlastung der Pflegenden verursacht negative Gefühle im pflegerischen Alltag. Das Zusammenspiel von personellen, institutionellen und gesellschaftlichen Faktoren bedarf einer kritischen Reflexion.

Hier kann auf Institutionsebene durch berufsbegleitende Möglichkeiten eine Unterstützung der Hilfesuchenden bei der Auseinandersetzung mit der Thematik erfolgen.

Eine weitere Konsequenz aus dieser Arbeit und den potenziell sich anschließenden Forschungsarbeiten könnte eine verstärkte Öffentlichkeitsarbeit sein, um die Lobby der Altenpflege zu stärken.

Besonders Pflegende in Altenpflegeeinrichtungen werden zum Opfer von Propaganda: »*Die Pflegerinnen und Pfleger, die mehrheitlich professionell und kompetent arbeiten, die Freude an ihrem Beruf haben und den Familien die Last abnehmen, ihre Alten selbst zu versorgen, werden in der Presse nie erwähnt. Gesellschaftliche Aufmerksamkeit scheint ihr Beruf nur zu finden, wenn sie versagen*«[215].

---

[214] Vgl. *Dießenbacher/Schüller* 1993, 98
[215] *Schmidbauer* 1993, 112

Diese Tatsache wird von einer Interviewten kritisiert und als Ursache dafür angesehen, dass Pflegende sich ihrer Arbeit im Bereich der Altenpflege schämen und diese verleugnen.

Die Altenpflege scheint zudem einen Imageverlust dadurch zu erfahren, dass sich Pflegende mit einer Randgruppe solidarisieren, die kollektiv ausgegrenzt wird und dass sie etwas für die Menschen tun, die ökonomisch keinen Wert mehr besitzen.
Es bedarf der Pflegeexperten, die auf die Rolle der Pflegenden im Bereich der Altenpflege aufmerksam machen und Lösungen präsentieren, um der einseitigen Berichterstattung Paroli zu bieten. Die Stellung der Pflegenden innerhalb ihrer pflegerischen Dilemmata bedarf des Schutzes.
Solange es u. a. während öffentlicher Fernsehauftritte zu Aussagen kommt wie »Angst vorm Altwerden müssen wir nicht haben, aber Angst davor, pflegebedürftig zu werden«, kann von Schutz der Pflegenden nicht die Rede sein[216].
Ich gehe mit den Befragten konform, dass durch die Medien eine Eindimensionalität eingenommen wird, die das Rollenverständnis der Pflegenden ins Schwanken bringt und Pflegende allein lässt, sodass die angesprochene Verleugnung des Berufs nicht verwundert.

Des Weiteren ist das Aufzeigen der Erfahrungen und Schlussfolgerungen der Pflegepersonen durch entsprechende Forschungsergebnisse für die Bereiche der Politik, des MDK, der Krankenkassen, der Versorgungsämter und der Einrichtungsleitungen notwendig, wie dies von den Interviewten eindeutig erkannt und dringend gefordert wird.

Die befragten Pflegenden waren in der Lage, ihre Beobachtungen wahrzunehmen, sie in bestehende, subjektive Theorien einzuordnen und ihr Handeln kritisch zu beurteilen und zu hinterfragen.
Bei dieser reflexiven Herangehensweise an den Pflegealltag ist das Bewusstsein vorhanden, dass Gewalt in der Pflege geschieht.
In Orientierung an den Gewaltdefinitionen aus der Literaturrecherche wird deutlich, dass alte Menschen und Pflegende gleichermaßen zu Opfern personeller oder struktureller Gewalt werden können und somit in ihrer individuellen Autonomie eingeschränkt werden.

Vielleicht ist vor diesem Hintergrund die im ersten Teil dokumentierte definitorische Unschärfe hinsichtlich der Begriffe der Gewalt und der Aggression auch durchaus hinzunehmen.
In Anlehnung an das Gedicht zu Beginn der Arbeit sollte es zum erklärten Ziel der Pflegeforschung im Bereich der Altenarbeit werden, die vorhandenen Potenziale der Pflegenden zu nutzen, um die Ideale und die Selbstbestimmung der zu betreuenden alten Menschen und der Pflegenden zu unterstützen.
Ziel sollte es sein, die Menschlichkeit in Einrichtungen der stationären Altenhilfe durch entsprechende Strukturen zu schaffen und zu bewahren.

---

[216] *Claus Fussek* in der *Johannes B. Kerner*-Sendung »Gewaltig faltig« im ZDF am 23. September 2004; *www.zdf.de/ ZDFde/inhalt/11/0,1872,2195595,00.html* Stand 24. September 2004

Literatur

Burisch, Matthias: Das Burnout-Syndrom. Theorie der inneren Erschöpfung. 2. Aufl. Berlin, Heidelberg: Springer Verlag 1994

Dieck, Margret: Der Begriff der Gewalt gegen ältere Menschen im familialen und häuslichen Kontext. In: Bundesministerium für Familie, Senioren, Frauen und Jugend (Hrsg.): Gewalt gegen Ältere zu Hause. Fachtagung 11. und 12. März 1996. 2. Aufl. Bonn: 1998, 34–38

Dießenbacher, Hartmut / Schüller, Kirsten: Gewalt im Altenheim. Eine Analyse von Gerichtsakten. Freiburg im Breisgau: Lambertus Verlag 1993

Eastman, Mervyn: Gewalt gegen alte Menschen. 2., unveränderte Aufl. Freiburg im Breisgau: Lambertus Verlag 1991

Elftes Buch Sozialgesetzbuch (SGB XI): BGBl. I 2001, S. 3728

Enzian, Hildegard / Kämmer, Karla: Problembereich Gewalt in der Pflege: Risiken, Bedingungen und Prävention. In: Hirsch, Rolf D. / Kranzhoff, Erhard U.: Prävention von Gewalt gegen alte Menschen: Im häuslichen Bereich und in Einrichtungen. Bonn: Bonner Schriftenreihe »Gewalt im Alter«, Band 3, 1999, 176–186

Freud, Sigmund: Abriss der Psychoanalyse Einführende Darstellungen. 7. unveränderte Aufl. Frankfurt am Main: Fischer Taschenbuch Verlag 1999

Fröhlich, Werner D.: Wörterbuch zur Psychologie. 20. Aufl. München: Deutscher Taschenbuch Verlag 1994

Galtung, Johan: Die andere Globalisierung. Perspektiven für eine zivilisierte Weltgesellschaft im 21. Jahrhundert. Münster: Agenda Verlag 1998

Görgen, Thomas / Nägele, Barbara: Präventions- und Interventionsansätze. In: Landeshauptstadt Hannover (Hrsg.): Gewalt gegen ältere Menschen im persönlichen Lebensraum. Dokumentation der Fachtagung am 03. Juli 1998 in Hannover. Hannover 1998, 45–87

Goffman, Erving: Asyle. Über die soziale Situation psychiatrischer Patienten und anderer Insassen. Frankfurt am Main.: Suhrkamp Verlag 1973

Hirsch, Rolf D. / Kranzhoff, Erhard U.: Prävention von Gewalt gegen alte Menschen: Im häuslichen Bereich und in Einrichtungen. Bonn: Bonner Schriftenreihe »Gewalt im Alter«, Band 3, 1999

Hirsch, Rolf D. / Bruder, Jens / Radebold, Hartmut: Aggression im Alter. Bonn: Bonner Schriftenreihe »Gewalt im Alter«, Band 7, 2000

Hirsch, Rolf D.: Definition und Abgrenzung von Gewalt und Aggression. In: Hirsch, Rolf D./ Bruder, Jens / Radebold, Hartmut: Aggression im Alter. Bonn: Bonner Schriftenreihe »Gewalt im Alter«, Band 7, 2000, 15–43

Hirsch, Rolf D. / Fussek, Claus (Hrsg.): Gewalt gegen pflegebedürftige alte Menschen in Institutionen: Gegen das Schweigen. Berichte von Betroffenen. 3. überarbeitete und ergänzte Aufl. Bonn: Bonner Schriftenreihe »Gewalt im Alter«, Band 4, 2001

Jackson, Bettie S.: Rechtliche und ethische Probleme. In: LoBiondo-Wood / Haber: Pflegeforschung. Methoden, kritische Einschätzung und Anwendung. Berlin, Wiesbaden: Ullstein Mosby 1996, 353–386

Jaster, Birgit: Erfahrungsaustausch zum Gewalterleben älterer Menschen. In: Landeshauptstadt Hannover (Hrsg.): Gewalt gegen ältere Menschen im persönlichen Lebensraum. Dokumentation der Fachtagung am 03.Juli 1998 in Hannover. Hannover 1998, 91–100

Jüttemann, Gerd (Hrsg.): Qualitative Forschung in der Psychologie. Grundfragen, Verfahrensweisen, Anwendungsfelder. 2. Aufl. Heidelberg: Asanger Verlag 1989

Kienzle, Theo / Paul-Ettinger, Barbara: Aggression in der Pflege. Umgangsstrategien für Pflegebedürftige und Pflegepersonal. Stuttgart: Kohlhammer Verlag 2001

Knobling, Cornelia: Konfliktsituationen im Altenheim. Eine Bewährungsprobe für das Pflegepersonal. 3. Aufl. Freiburg im Breisgau: Lambertus Verlag 1990

König, Jutta: Der MDK – Mit dem Gutachter eine Sprache sprechen. 3. aktualisierte und erweiterte Aufl. Hannover: Schlütersche Verlagsgesellschaft 2001

Kranich, Mariana: Aggressions- und Gewaltphänomene in der Altenarbeit. Bonn: Bonner Schriftenreihe »Gewalt im Alter«, Band 1, 1998

Kranich, Mariana: Aggression und Gewalt im Alter. In: Hirsch, Rolf D. Bruder, Jens / Radebold, Hartmut: Aggression im Alter. Bonn: Bonner Schriftenreihe »Gewalt im Alter«, Band 7, 2000, 45–71

Kranich, Mariana: Psychologische Aspekte der Aggression im Alter. In: Hirsch, Rolf D. / Bruder, Jens / Radebold, Hartmut: Aggression im Alter. Bonn: Bonner Schriftenreihe »Gewalt im Alter«, Band 7, 2000, 101–123

Kreuzer, Arthur: Nachwort zu der Fachtagung. In: Bundesministerium für Familie, Senioren, Frauen und Jugend (Hrsg.): Gewalt gegen Ältere zu Hause. Fachtagung 11. und 12. März 1996. 2. Aufl. Bonn: 1998, 143–148

Lamnek, Siegfried: Qualitative Sozialforschung. Band 1 Methodologie. 3. Aufl. Weinheim: Beltz 1995a

Lamnek, Siegfried: Qualitative Sozialforschung. Band 2 Methoden und Techniken. 3. Aufl. Weinheim: Beltz 1995b

Liehr, Patricia / Taft-Marcus, Marianne: Qualitative Forschungsansätze. In: LoBiondo-Wood / Haber: Pflegeforschung. Methoden, kritische Einschätzung und Anwendung. Berlin, Wiesbaden: Ullstein Mosby 1996, 285–321

LoBiondo-Wood, Geri / Haber, Judith: Pflegeforschung. Methoden, kritische Einschätzung und Anwendung. Berlin, Wiesbaden: Ullstein Mosby 1996

Lorenz, Konrad: Das sogenannte Böse. Zur Naturgeschichte der Aggression. 21. Aufl. München: Deutscher Taschenbuch Verlag 1998

Mayring, Philipp: Qualitative Inhaltsanalyse. In: Jüttemann, Gerd (Hrsg.): Qualitative Forschung in der Psychologie. Grundfragen, Verfahrensweisen, Anwendungsfelder. 2. Aufl. Heidelberg: Asanger Verlag 1989, 187–211

Mayring, Philipp: Qualitative Inhaltsanalyse. Grundlagen und Techniken. 8. Aufl. Weinheim/Basel: Beltz Verlag 2003

Morse, Janice M. / Field, Peggy Anne: Qualitative Pflegeforschung. Anwendung qualitativer Ansätze in der Pflege. Wiesbaden: Ullstein Medical 1998

Pschyrembel, Willibald: Klinisches Wörterbuch. 260. neu bearbeitete Aufl. Berlin: de Gruyter GmbH 2004

Richter, Dirk / Sauter, Dorothea: Patiententötungen und Gewaltakte durch Pflegekräfte. Beweggründe, Hintergründe, Auswege. Eschborn: Deutscher Berufsverband für Pflegeberufe (DBfK) e.V. 1997

Ruthemann, Ursula: Aggression und Gewalt im Altenheim. Verständnishilfen und Lösungswege für die Praxis. Basel: Recom Verlag 1993

Schmidbauer, Wolfgang (Hrsg.): Pflegenotstand – das Ende der Menschlichkeit. Überarbeitete und erweiterte Aufl. Hamburg: Rowohlt Verlag 1993

Schmidbauer, Wolfgang: Hilflose Helfer. Über die seelische Problematik der helfenden Berufe. Überarbeitete und erweiterte Neuausgabe. Hamburg: Rowohlt Verlag 1997

Schmidt, Hajo: Eine andere Globalisierung? Friedens- und Konfliktforschung in neuem Licht. In: Galtung, Johan: Die andere Globalisierung. Perspektiven für eine zivilisierte Weltgesellschaft im 21. Jahrhundert. Münster: Agenda Verlag 1998, 9–19

Schmidt-Denter, Ulrich: Soziale Entwicklung. Ein Lehrbuch über soziale Beziehungen im Laufe des menschlichen Lebens. 2. Aufl. Weinheim: Beltz-Verlag 1994

Schneider, Achim: Solange die Erde steht. Greifenstein-Beilstein: Westerwaldverlag Görlich 1997

Schneider, Hans-Dieter: Empirische Untersuchungen zur Aggression im Alter. In: Hirsch, Rolf D. / Bruder, Jens / Radebold, Hartmut: Aggression im Alter. Bonn: Bonner Schriftenreihe »Gewalt im Alter«, Band 7, 2000, 139–170

Schneider, Hans-Dieter: Ursachen und Bedingungsfaktoren für Gewalt. In: Bundesministerium für Familie, Senioren, Frauen und Jugend (Hrsg.): Gewalt gegen Ältere zu Hause. Fachtagung 11. und 12. März 1996. 2. Aufl. Bonn: 1998, 54–61

Schützendorf, Erich: Heraus mit der Sprache! In: Altenpflege 22 (1997), 9, Hannover: Vincentz Verlag, 26–28

Stemmer, Renate: Grenzkonflikte in der Pflege. Patientenorientierung zwischen Umsetzungs- und Legitimationsschwierigkeiten. Frankfurt am Main: Mabuse Verlag 2001

Streubert, Helen J.: Die Bewertung eines qualitativen Forschungsberichtes. In: LoBiondo-Wood / Haber: Pflegeforschung. Methoden, kritische Einschätzung und Anwendung. Berlin, Wiesbaden: Ullstein Mosby 1996, 543–563

Unruh, Trude: Tatort Pflegeheim. Zivildienstleistende berichten. Essen: Klartext Verlag 1989

Witzel, Andreas: Verfahren der qualitativen Sozialforschung. Überblick und Alternativen. Frankfurt a. M.: Campus 1982

Witzel, Andreas: Das problemzentrierte Interview. In: Jüttemann, Gerd (Hrsg.): Qualitative Forschung in der Psychologie. Grundfragen, Verfahrensweisen, Anwendungsfelder. 2. Aufl. Heidelberg: Asanger Verlag 1989, 227–255

Wojnar, Jan: Gewalt im Altenpflegeheim. In: Hirsch, Rolf D. / Kranzhoff, Erhard U.: Prävention von Gewalt gegen alte Menschen: Im häuslichen Bereich und in Einrichtungen. Bonn: Bonner Schriftenreihe »Gewalt im Alter«, Band 3, 1999, 81–89

Zimbardo, Philip G.: Psychologie. Menschliche Aggression und Gewalt. 6. neu bearbeitete und erweiterte Aufl. Berlin, Heidelberg: Springer Verlag, 1995, 425–434

http://www.wegweiserbuergergesellschaft.de/praxishilfen/konfliktloesung/hintergrundtexte/gewalt_johan_galtung.php Stand: 5. August 2004

http://www.suedwind-institut.de Stand: 5. August 2004

http://www.zdf.de/ZDFde/inhalt/11/0,1872,2195595,00.html Stand 24. September 2004

Definitionen und Abkürzungen

Bewohnerinnen/Bewohner

Der Term umschreibt Personen, die aufgrund ihrer Pflegebedürftigkeit auf professionelle Unterstützung angewiesen sind. Die Begriffe Bewohnerin, Bewohner, Pflegebedürftige, Betreuungsbedürftige, Gepflegte und zu Pflegende werden synonym eingesetzt.

bzgl.   bezüglich

bzw.   beziehungsweise

d. h.   das heißt

evtl.   eventuell

F   Forscherin

IP   Interviewpartner; die Begriffe Interviewte, Interviewpartnerin, Gesprächspartnerin, Probandin, Teilnehmerin oder Befragter werden synonym eingesetzt.

MDK   Medizinischer Dienst der Krankenversicherung

o. g.   oben genannt

Pflegebedürftige Personen

Personen, die wegen einer Krankheit und/oder Behinderung bei den gewöhnlichen und täglich wiederkehrenden Verrichtungen des Lebens auf Dauer, voraussichtlich für mindestens sechs Monate, in erheblichem oder höherem Maße der Unterstützung bedürfen[217].

Pflegende   Auch als Pflegeperson, Pflegekraft, Pflegefachkraft oder Pflegepersonal bezeichnet; es handelt sich um Personen wie Altenpflegerinnen und Altenpfleger, Krankenschwestern und Krankenpfleger und Pflegehelferinnen und Pflegehelfer, die beruflich für die Betreuung und Pflege von pflegebedürftigen Menschen zuständig sind. Betreffen die Aufführungen nur examinierte Pflegefachkräfte, so wird dies explizit aufgeführt.

SGB   Sozialgesetzbuch

sog.   sogenannte/n

u. a.   unter anderem

z. B.   zum Beispiel

z. T.   zum Teil

---

[217] Vgl. SGB XI § 14

Gesprächsleitfaden

Gesprächsleitfaden für die Interviews zur Thematik
»Reflexion der potenziellen Gewalterfahrungen in der stationären Pflegebeziehung aus Sicht der examinierten Pflegefachkräfte«

Geschlecht: ❏ Weiblich   Alter: _____

                 ❏ Männlich   Anzahl der Berufsjahre: _____

Berufsausbildung: _____

Einsatzgebiete: _____

_____

Leitfragen:

1) Haben Sie sich schon einmal mit dem Thema »Gewalt in der Pflege«
   beschäftigt? Wenn ja, in welchem Zusammenhang?

   _____

   _____

2) Können Sie mir beschreiben, was Sie als gewalttätige Handlungen
   in der Pflege bezeichnen würden?

   _____

   _____

3) Haben Sie im Verlauf Ihrer beruflichen Tätigkeit Situationen erlebt,
   die Sie mit Gewalt verbinden würden?

   Können Sie mir die Situation beschreiben?

   _____

Was haben Sie dabei empfunden?

_____

Wie haben Sie darauf reagiert?

_____

4) Wurden Sie einmal von pflegebedürftigen Menschen angesprochen, denen Gewalt zugefügt wurde?

Können Sie mir den Sachverhalt schildern?

_____

Wie haben Sie die Schilderung erlebt?

_____

Wie haben Sie reagiert?

_____

5) Wurde Ihnen selbst in Ihrem Berufsalltag Gewalt zugefügt?

Können Sie mir dieses Erlebnis beschreiben?

_____

Was haben Sie in dieser Situation gefühlt?

_____

Wie haben Sie reagiert?

_____

Register